Advertencia

La información que se ofrece en este libro está actualizada y contiene los últimos datos que se han podido conocer sobre las plantas adaptógenas. El autor ofrece esta información de buena fe, eligiendo las plantas más eficaces y menos peligrosas, siguiendo para ello los usos habituales de la práctica naturopática, pero por supuesto, no puede hacerse responsable del uso que se haga de la misma.

El lector debe saber que el conocimiento acerca de las plantas está en continua evolución, y de tiempo en tiempo se descubren nuevas aplicaciones y nuevas contraindicaciones con los medicamentos que constantemente surgen en el mercado, sin contar con que la constitución de cada persona es diferente y única.

De este modo, aconsejamos a las personas que padezcan enfermedades agudas o crónicas, a aquellas que estén tomando algún tipo de medicación y a las mujeres embarazadas o en el período de lactancia, que consulten con su médico antes de tomar cualquier planta. También en muy aconsejable consultar con el médico o pediatra antes de administrar cualquier hierba a los niños. Por último, nunca se debe abandonar un tratamiento médico sin requerir el consejo de un especialista.

El autor

Octavio Déniz nació en Santa Brígida, España. Es un Naturópata diplomado concentrado en el estudio de las plantas medicinales y los elixires florales. Se ha dedicado al estudio de la influencia mental y emocional en la salud física, así como a la investigación empírica de los estados alterados de conciencia.

Octavio Déniz cuenta también con dieciséis años de estudio y práctica de la Astrología. Su formación ha sido autodidacta y su filosofía está basada en la necesidad del autoconocimiento y del impulso positivo como base para la construcción de una vida más plena en lo material y lo espiritual.

Correspondencia con el autor

Si desea más información sobre este libro u otras lecturas similares, favor envíe su correspondencia a Llewellyn Español. La casa editora agradece su interés y sus comentarios en la lectura de este libro y sus beneficios obtenidos. Favor escribir a:

Llewellyn Español
2143 Wooddale Drive, Dept. 0-7387-0669-8
Woodbury, MN 55125-2989 U.S.A.

Incluya un sobre estampillado con su dirección y $US1.00 para cubrir costos de correo.
Fuera de los Estados Unidos incluya el cupón de correo internacional.

22 nuevas alternativas
para la salud

PLANTAS
PARA TRIUNFAR

Octavio Déniz

Llewellyn Español
Woodbury, Minnesota
U.S.A.

PRIMERA EDICIÓN
Primera impresión, 2005

Coordinación y edición: Edgar Rojas
Diseño de la portada: Ellen Dahl
Diseño interior: Edgar Rojas
Imagen de la portada: © Corbis Corp.
Arte del interior: Melissa Gay

Librería del Congreso. Información sobre esta publicación. (Pendiente)
Library of Congress Cataloging-in-Publication Data. (Pending).

ISBN # 0-7387-0669-8

Llewellyn Español
Una división de Llewellyn Worldwide, Ltd.
2143 Wooddale Drive, Dept. 0-7387-0669-8
Woodbury, MN 55125-2989 U.S.A.
www.llewellynespanol.com
Impreso en los Estados Unidos de América

Otras obras por Octavio Déniz

Astrología para la Compatibilidad y el Amor
Cómo entender su Carta Astral
Fundamentos del Tarot

Contenido

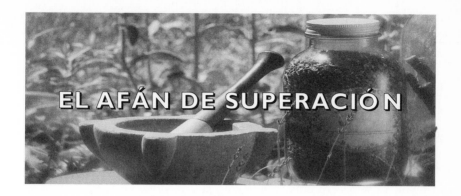

EL AFÁN DE SUPERACIÓN

Todos vivimos en un mundo exigente, apresurado, en el que a las obligaciones laborales se unen un sinnúmero de requerimientos familiares o sociales que nos obligan a dar lo mejor de nosotros mismos en todo momento. Muchas personas se quejan constantemente del estrés, de la falta de tiempo o de energías para llevar a cabo todo lo que desean, del cansancio crónico o incluso de la pérdida de apetito sexual, hasta el punto de que este tipo de problemas se ha convertido en una de las primeras causas de enfermedad y malestar en nuestra sociedad.

Por fortuna, en nuestro afán por cumplir todas nuestras obligaciones, por atender todos los frentes, no estamos totalmente desamparados. En este libro hablaremos de un grupo de plantas que nos ayudará a superar muchos de los trastornos de nuestra vida cotidiana. Se trata de remedios suaves y naturales, capaces de elevar nuestra energía, de reforzar nuestro sistema inmunitario o de frenar el deterioro que la edad provoca en nuestros cuerpos o nuestras mentes. Y lo que es mejor, son plantas muy eficaces y que presentan escasos o nulos riesgos sanitarios.

Pero antes de analizar cómo funcionan estas plantas y cuáles son las más recomendables, vamos a analizar las causas y las consecuencias de nuestro ritmo de vida, ya que de este modo seremos más conscientes de la ayuda que estos vegetales nos pueden aportar.

I

La historia del ser humano y de las sociedades que ha formado a través de la historia es la historia de un progreso continuo, de una superación constante de los límites impuestos por generaciones anteriores. Así, cuando una generación llega al extremo de sus fuerzas, cuando se piensa que no hay posibilidad de dar un paso más allá en la evolución cultural de la especie, siempre surge una nueva generación que pulveriza las marcas anteriores y eleva un poco más el listón de nuestros logros comunes.

Mucho se ha especulado sobre las motivaciones humanas, sobre lo que ha impulsado a las sociedades a progresar, pero quizá no debemos buscar tanto en móviles económicos o políticos y volver nuestros ojos a un sentimiento más común, extendido por igual entre todos los miembros de nuestra especie: el afán de superación.

El afán de superación, es decir, el deseo de ir más allá de nuestras fronteras actuales, de forzar la maquinaria de nuestro cuerpo y nuestra mente, es la característica humana que ha permitido a nuestra especie desarrollarse y evolucionar. Ese impulso de ir más allá es el que nos ha llevado a investigar, a crear, a explorar y a construir. Ha sido el deseo de vencer nuestros límites lo que ha impulsado la conquista del espacio exterior y lo que nos ha llevado a la exploración de nuestro propio espacio interior. El ser humano es, de hecho, un animal atrevido, curioso y, por qué no decirlo, dotado de una profunda ambición y de un extremado deseo de éxito.

Pero no es necesario aventurarse demasiado lejos, o correr riesgos extremos para sentir la necesidad de superarnos a nosotros mismos. Nuestra vida cotidiana está también llena de retos, impuestos o voluntarios, que exigen de nosotros un esfuerzo superior. El deseo de triunfar no surge sólo de la necesidad de cumplir un programa social, de ser un engranaje más en la maquinaria establecida. El deseo de triunfar es una característica que nos puede ayudar a ser mejores, más eficaces, más seguros y satisfechos con nosotros mismos, pues es el impulso que nos ayuda a hacer realidad nuestros sueños. Está presente tanto en el afán por destacar en nuestro trabajo o por mejorar nuestra economía como en el deseo de ser cada día más justos, más tolerantes o más sabios.

Pero estos afanes no son gratuitos. Pretender superar nuestros límites, triunfar en definitiva, exige en ocasiones un esfuerzo supremo de nuestro cuerpo o de nuestra mente. Ese esfuerzo es en ocasiones bien tolerado por nuestro organismo, pero en otras, provoca una serie de síntomas que actualmente englobamos bajo un concepto genérico y no siempre bien definido: el estrés.

Realmente, si preguntáramos a varias personas qué es para ellos el estrés, o cómo lo sienten en su cuerpo, nos sorprendería comprobar la diversidad de síntomas que se asocian comúnmente a este mal, síntomas que oscilan desde el cansancio crónico y la apatía hasta la excitación permanente y una sensación de inquietud que impide el descanso.

En verdad, el estrés tiene muchas caras, tantas como personas que lo padecen, aunque ciertamente posee unas características definidas que analizaremos a continuación, y que se dan, en mayor medida en todos y cada uno de nosotros. Así, para conocer con más claridad qué es el estrés y cómo afecta a nuestra capacidad de superación, debemos aprender a distinguir entre estrés agudo y crónico, y cuáles son sus manifestaciones en el plano físico y mental [1].

El estrés agudo

El proceso evolutivo ha provocado importantes cambios en el cerebro de los mamíferos. Así por ejemplo, nuestros remotos antepasados que vivían en los árboles necesitaban una capacidad de procesamiento mental muy rápida para poder moverse en su hábitat natural, tal como sucede con los actuales monos arborícolas.

Cuando un primate salta de un árbol a otro, necesita encontrar un asidero seguro en milésimas de segundo si no quiere caer al suelo. Antes de saltar, y mientras está en el aire, sus ojos escrutan la zona de llegada, y su cerebro procesa la información a toda velocidad. Así, en cuanto encuentra un elemento que parezca una rama segura, se agarra a ella. Esta velocidad de procesamiento mental nos ha permitido salvar muchos problemas y sobrevivir en situaciones de gran dificultad.

Una de las características más importantes que hemos heredado de nuestros antepasados es la denominada "respuesta de ataque o huída". Esta respuesta es un conjunto de acciones fisiológicas automáticas muy rápidas, que nos permiten afrontar con eficacia cualquier situación peligrosa, provenga de un peligro real o incluso de uno imaginario o falso. Se denomina de "ataque o huída" porque se trata de una respuesta que nos permite enfrentar el peligro de modo activo, enfrentándonos a él, o bien pasivo, evitándolo. Normalmente, la decisión acerca de cuál es la respuesta adecuada ante el estímulo se toma en centésimas de segundo, mientras que la respuesta propiamente dicha, se desarrolla en el plazo más breve posible, generalmente unos pocos segundos o menos.

Por ejemplo, supongamos que vamos a cruzar una calle tranquila. Distraídos en nuestros pensamientos, ponemos el pie en el asfalto y empezamos a caminar con parsimonia. De repente, un ruido llama nuestra atención. Giramos la cabeza y vemos cómo se acerca hacia nosotros un automóvil a toda velocidad. Quizás a su conductor le dé tiempo a frenar o quizás no, pero desde luego, nosotros no queremos estar delante para comprobarlo. Ante el peligro inminente, nuestro cerebro da una orden inmediata: "¡HUIR!".

En un segundo, todo nuestro organismo se pone en estado de alerta. Las glándulas suprarrenales, dos órganos de forma piramidal situados sobre ambos riñones, comienzan a producir diversas hormonas (cortisol, dopamina, adrenalina y noradrenalina), que actúan como verdaderos mensajeros químicos. Estas sustancias se vierten inmediatamente en la sangre, provocando una serie de respuestas orgánicas inmediatas, respuestas que afectan a diversos órganos y sistemas corporales, entre los que podemos destacar los siguientes [2]:

Cerebro. Se activan dos zonas del cerebro, la amígdala y el hipocampo, que provocan una respuesta emocional ante el estímulo y favorecen la memoria a largo plazo. Al mismo tiempo, se restringe el funcionamiento del área frontal del encéfalo, lo que reduce la capacidad de concentración, el pensamiento racional y la memoria a corto plazo. De este modo, el cerebro evita cualquier pensamiento que pueda distraerlo, y se centra en dar una respuesta inmediata al estímulo, grabándolo en la memoria profunda para futuras ocasiones.

Pulmones. Se acelera el ritmo respiratorio, introduciendo más oxígeno en el torrente sanguíneo, lo que facilita más energía a las células.

Sistema circulatorio. Se comprimen las paredes de los vasos sanguíneos, incrementando así la presión arterial. Al mismo tiempo, el ritmo cardiaco se acelera hasta en un 400%. Gracias a ello, los nutrientes y las diversas hormonas se distribuyen hasta cada rincón de nuestro organismo en un tiempo record.

Bazo. Incrementa su producción de glóbulos rojos, capaces de transportar más nutrientes y oxígeno, y también de glóbulos blancos, necesarios para tratar cualquier infección o agente patógeno externo.

Hígado. Este importantísimo órgano transforma rápidamente sus reservas de glucógeno en glucosa, lo que permite alimentar a las células musculares con nutrientes de inmediata asimilación.

Sistema inmunitario. Retira los glóbulos blancos de unas zonas y las lleva a aquellas que pueden sufrir los primeros daños: piel, huesos y nodos linfáticos, formando así una primera barrera de protección ante cualquier herida.

Sistema muscular. La sangre se retira del aparato digestivo y la piel, para así irrigar los músculos y hacer un aporte extra de nutrientes y oxígeno.

El estrés agudo provoca un estado de alerta general en todo el organismo. De este modo, el cuerpo se prepara, en cuestión de segundos, para evitar el peligro, o para reducir los daños si se ve alcanzado por él. Ante el automóvil que se precipita sobre nosotros, echamos a correr, y con un último salto, ganamos la acera salvadora justo antes de ser atropellados.

Una vez superado el problema, todos los sistemas orgánicos que se pusieron en estado de alerta vuelven lentamente a la normalidad. El corazón disminuye su ritmo, el cerebro empieza a racionalizar lo sucedido, el ritmo respiratorio se calma paulatinamente, y todas las hormonas liberadas comienzan a ser destruidas. Es lo que se denomina "respuesta de relajación", que devuelve al organismo a su estado natural. De toda la experiencia sólo nos quedará un recuerdo, y probablemente un aprendizaje: hay que estar más atentos al cruzar la calle.

En este punto, conviene repetir que el estrés agudo que se produce en un caso de "ataque o huída" es una adaptación evolutiva que nos permite responder a determinados estímulos, e incluso salvar la vida en situaciones de crisis. Es por tanto, una característica positiva de nuestro organismo.

El estrés crónico

Pero no todo el estrés es tan positivo y salvador. Hay muchas circunstancias vitales en las que el estrés agudo se convierte en crónico. Por ejemplo, una situación laboral complicada y exigente nos puede mantener en un perpetuo estado de excitación, estado que se extiende durante semanas o meses. Desde luego, esta excitación no es tan intensa como cuando sentimos que nuestra vida está en peligro inminente, pero por su propia naturaleza de riesgo permanente y muchas veces inconcreto, tampoco nos permite alcanzar la respuesta de relajación adecuada.

Los causantes del estrés crónico pueden ser muy variados, pero los más habituales suelen ser los siguientes, o una combinación de los mismos:

• Un trabajo muy exigente, sea en el plano físico o mental, sobre todo si hay discusiones con los compañeros, presión por parte de los superiores, problemas financieros, exceso de horas laborales o se trata de una ocupación insatisfactoria.

• Relaciones sentimentales o familiares problemáticas, especialmente en caso de discusiones, violencia doméstica o imposibilidad de comunicación.

• Pérdida de seres queridos, sobre todo si se trata del cónyuge, los hijos o los padres, sea por causa de separaciones o por fallecimiento de los mismos.

• Sucesos traumáticos que provocan reacciones psicológicas a posteriori. Por ejemplo, un accidente de tráfico, abusos infantiles, una enfermedad aguda e inesperada, ser víctima de un delito o incluso padecer los efectos de un conflicto armado.

Conviene aclarar aquí que algunos de estos casos, sobre todo los que surgen a partir de sucesos dramáticos o pérdidas, entran dentro de lo que la psiquiatría denomina "estrés post-traumático", y en muchos casos requieren tratamiento psicológico adecuado.

En cualquier caso, sea cual sea la causa que origina el estrés crónico, éste provoca unos efectos muy concretos sobre el organismo, efectos que detallamos a continuación [3]:

Psicológicos. La incapacidad de adaptarse al estrés crónico es una de las causas primordiales en el surgimiento de enfermedades psíquicas como la depresión o la ansiedad. El estrés es nocivo para la calidad de vida, impidiéndonos disfrutar nuestra existencia de un modo más activo y saludable. Por otra parte, las hormonas del estrés tienden a disminuir los niveles de serotonina, el mensajero químico que provoca sensaciones de placer y bienestar en nuestro organismo. Un nivel bajo de serotonina provoca tristeza e irritabilidad en las personas.

Corazón y Sistema circulatorio. Todo el aparato circulatorio padece los efectos del estrés. La presencia de arritmias, la elevación del nivel de colesterol y el incremento de la presión arterial son síntomas muy destacados, que provocan graves daños a la salud a medio o largo plazo. Los episodios de estrés agudo dentro de épocas de estrés crónico suponen un severo riesgo para el corazón, que puede provocar ataques cardíacos. En cualquier caso, y aún sin llegar a los casos más graves, el estrés crónico, unido a una alimentación inadecuada y al abuso de alcohol o tabaco, es una de los principales desencadenantes de las enfermedades circulatorias, que son la principal causa de muerte no accidental en los países desarrollados.

Sistema inmunitario. Es muy común sufrir una gran depresión del sistema inmunitario en épocas de estrés, lo que favorece la aparición de todo tipo de infecciones. Si el estrés agudo provoca un incremento súbito del número de glóbulos blancos, estas células, que son las encargadas de detectar y destruir los agentes infecciosos, pueden sufrir una gran disminución en las épocas de estrés crónico. Esta reducción puede ser especialmente dramática en pacientes infectados de VIH (virus del sida) o herpes. Por otro lado, aunque no se ha demostrado una correlación directa entre el estrés y la aparición del cáncer, sí es un hecho conocido que muchos de los pacientes que sufren esta enfermedad han sufrido episodios traumáticos en los años anteriores a la detección de la enfermedad.

Tracto gastrointestinal. Enfermedades como el síndrome del colon irritable, las inflamaciones intestinales o las úlceras gástricas están, en muchos casos, claramente asociadas al estrés. Muchas personas sienten acidez de estómago en las primeras fases del mal, así como dificultad para digerir ciertos alimentos, o padecen episodios de diarrea o estreñimiento agudos. Si no se reduce el estrés, estos síntomas pueden degenerar en casos más graves como los señalados al principio de este apartado.

Desórdenes alimenticios. Los episodios de estrés pueden causar problemas alimentarios, como por ejemplo la ganancia o la pérdida de peso. Muchas personas desarrollan un deseo irrefrenable de comer grasas, alimentos azucarados o salados, para reducir los síntomas del estrés. Otros, en cambio, pierden el apetito y tienen dificultades para alimentarse correctamente. En algunos casos, y asociado a otros trastornos psicológicos, el estrés crónico puede desencadenar episodios de anorexia o bulimia severa, enfermedades que requieren tratamiento médico.

Sueño. Es habitual tener problemas para conciliar el sueño en épocas de estrés, y de hecho, este es uno de los primeros síntomas que nos pueden avisar de la aparición de este mal. Tener dificultad para dormir, sueños recurrentes de carácter desagradable, o bien despertarse a las horas más intempestivas sin poder volver a conciliar el sueño, son una clara consecuencia del estrés crónico.

Otros efectos. El estrés crónico se puede asociar con otros males, como la aparición de dolores en cualquier zona del cuerpo sin una causa fisiológica clara, trastornos diabéticos, disfunciones sexuales, disminución de la fertilidad, pérdida repentina del cabello, problemas dentales y pérdida de la memoria a corto plazo. Evidentemente, no siempre estos males vienen originados por el estrés, pero sí suelen aparecer en mayor o menor medida cuando el estrés está presente.

El estrés crónico es un signo de los tiempos en que vivimos, una de las enfermedades de la sociedad moderna. Hasta cierto punto, todos estamos afectados por él, ya que todos tenemos exigencias, horarios o plazos que cumplir, y metas que deseamos alcanzar.

Es bueno tener objetivos, siempre, claro está, que sean objetivos realizables. Pero también es muy positivo procurar que nuestras metas exijan algo de nosotros, que nos obliguen a superarnos un poco cada vez. Tener metas fantásticas e inalcanzables es la mejor receta para vivir el fracaso y la desilusión. Pero ponernos objetivos que no requieran el más mínimo esfuerzo, nos convierte en personas apáticas y pasivas, incapaces de adaptarse a las exigencias reales de la vida. El afán de superación es algo realmente positivo, y es la marca de los triunfadores en cualquier área.

De hecho, aunque el estrés crónico es un mal que afecta a nuestro organismo, puede ser, en pequeñas dosis, un mal necesario, pues indica que nos estamos exigiendo un poco a nosotros mismos. Evidentemente, cuando el estrés viene provocado por un trabajo insatisfactorio, por unas condiciones de vida penosas, o cuando es tan fuerte que no nos deja vivir ni disfrutar de la vida, es cuando debemos empezar a preocuparnos y buscar soluciones inmediatas.

Hay muchas acciones que podemos emprender para reducir nuestro nivel de estrés crónico: aprender técnicas de relajación, practicar aficiones creativas, adoptar una actitud mental optimista, descansar todo lo necesario, alimentarnos adecuadamente o cultivar unas relaciones personales más plenas y generosas. Pero junto a estas acciones positivas, contamos también con unas excelentes aliadas, las plantas medicinales, que nos pueden ayudar a mejorar nuestro estado de salud y a enfrentarnos con mejores armas a los desafíos de la vida, tanto si éstos provienen de nuestro propio afán de superación como si son causados por unas difíciles condiciones externas. A estas plantas, y específicamente a las denominadas "adaptógenas" dedicamos las siguientes páginas de este libro.

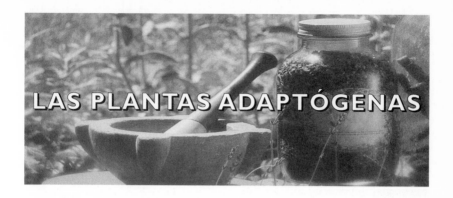

LAS PLANTAS ADAPTÓGENAS

Desde muy antiguo, el ser humano ha buscado en las plantas el alivio de sus enfermedades más comunes. La sabiduría herbal se ha transmitido de manera oral o escrita en todas las culturas, dando lugar a una riquísima tradición que atestigua nuestra antigua conexión con la naturaleza.

Es un hecho sabido que bastantes vegetales contienen valiosos principios curativos, que en muchos casos representan la génesis de los medicamentos que elabora la industria farmacéutica. Aunque algunos compuestos aislados en laboratorio son de gran utilidad para nuestra salud, no cabe duda de que tomar las plantas tal y como nos las da la naturaleza es mucho más sano y efectivo. Esto se debe, entre otras razones a que todas las plantas contienen diversos compuestos que actúan en nuestro organismo de modo sinérgico, o sea, reforzando mutuamente su acción, lo que redunda en una mayor eficacia curativa.

Ya en los tratados herbales más antiguos se mencionan diversas plantas capaces de estimular, calmar o regular las funciones del organismo. Desgraciadamente, las definiciones ancestrales son en algunos casos bastante equívocas, pues por un lado, muchas plantas están mal catalogadas, y por otro, los términos no han sido siempre correctamente definidos. Así por ejemplo, cuando se habla de "estimulantes", muchas personas tienden a pensar en drogas ilegales y peligrosas, capaces de crear un estado de falsa euforia, que al final provocan un gran desgaste físico y graves efectos posteriores, cuando en realidad hay muchas plantas que estimulan el sistema nervioso y regulan las energías del cuerpo de un modo natural y sin plantear riesgos para la salud.

Para poner algo de orden y rigor, el moderno herbalismo ha creado una nueva definición que se adapta mejor a las últimas investigaciones en este terreno y a los efectos reales de algunas plantas medicinales. Surge así una expresión, "plantas adaptógenas", que hace referencia a la capacidad de estas hierbas de facilitar nuestra adaptación a ciertas condiciones ambientales adversas.

La primera definición moderna de los vegetales adaptógenos se la debemos al profesor Israel I. Brekhman, de la Academia de Ciencias de la antigua Unión Soviética. Brekhman estudió los efectos de dos plantas muy importantes, que actualmente podemos considerar como los principales adaptógenos conocidos: el ginseng, de origen coreano, y el eleuterococo, un árbol propio de los confines más orientales de Rusia.

En 1969, Brekhman definió a las plantas adaptógenas como aquellas que sirven para incrementar la resistencia no específica frente a influencias externas e internas de diverso origen. Los adaptógenos se convierten por tanto en la principal herramienta curativa herbal para el tratamiento de los casos de estrés, sea éste crónico o agudo, mental o físico, ya que permiten que el organismo se regule de modo natural para hacer frente a las exigencias del mundo exterior.

Para que se entienda mejor, por ejemplo, frente a una situación de gran exigencia física, un adaptógeno nos ayudará a regular mejor nuestras energías corporales, aprovechando al máximo nuestras reservas corporales. Al mismo tiempo, esta planta incrementará el apetito, reforzará el sistema inmunitario y nos permitirá dormir mejor, lo que redundará en una mejor recuperación tras los esfuerzos. De hecho, muchas de las plantas adaptógenas son capaces de crecer bajo condiciones ambientales extremas, lo que nos indica con claridad que poseen una gran resistencia y una enorme vitalidad, características que forman parte de sus cualidades medicinales.

Actualmente, se entiende que un adaptógeno eficaz es aquel que debe cumplir las siguientes características [1]:

Protección general frente al estrés. Las plantas adaptógenas defienden a los órganos más afectados por el estrés agudo o crónico, mejorando de este modo nuestra respuesta ante este tipo de estímulos. Su efecto normalizador ayuda a que el cuerpo y la mente se acostumbren a situaciones difíciles por medio de acciones muy diversas. Por ejemplo, como se ha indicado, estas plantas pueden mejorar el sueño en las personas muy cansadas o deprimidas, pueden incrementar el ritmo mental en aquellas tareas que requieran gran concentración, pueden extraer el máximo de energía de los alimentos que tomamos o bien aprovechar todas nuestras reservas energéticas en un momento de crisis. Gracias a estas plantas logramos dar lo mejor de nosotros mismos sin que eso perjudique a nuestra salud.

Incremento de la resistencia física. Muchas plantas adaptógenas producen un notable aumento del número de glóbulos rojos en la sangre. Estas células, también conocidas con el nombre de "hematíes" transportan oxígeno y nutrientes a todo el organismo, y su incremento provoca una sensación de mayor vigor físico. Además, como estas plantas suelen tener un efecto tónico sobre el hígado, permiten que este órgano sea más eficaz a la hora de producir energía inmediata a partir de sus reservas de glucógeno, lo que se traduce por una mayor capacidad para enfrentar los esfuerzos y superar nuestros límites corporales, trabajando de un modo más preciso.

Incremento de la capacidad de esfuerzo mental. El mayor aporte de nutrientes a todas las células del organismo provoca también una estimulación del cerebro, que necesita grandes dosis de oxígeno y glucosa para un óptimo funcionamiento. Una mejor actividad cerebral incrementa la capacidad de trabajo mental así como la calidad de ese trabajo. La memoria de corta y larga duración se hace más eficaz, lo que favorece el aprendizaje; se acortan los tiempos de reacción frente a estímulos externos y se estimulan todos los órganos sensoriales, lo que nos ayuda a tener mejores reflejos; y se incrementa también la capacidad para razonar, para relacionar diversas ideas y crear nuevos conceptos. Por otra parte, algunas personas notan también un incremento de las cualidades imaginativas, mejorando así la capacidad creativa.

Refuerzo del sistema inmunitario. Los adaptógenos incrementan y refuerzan la acción de los leucocitos, también conocidos como "glóbulos blancos". Estas células se encuentran en la sangre, y son las encargadas de proteger al organismo frente a infecciones de todo tipo. Observados al microscopio, los leucocitos presentan múltiples protuberancias externas que les permiten capturar elementos extraños y fagocitarlos. Dentro del conjunto de los leucocitos están los linfocitos (T y B), cuya función es crear anticuerpos frente a las infecciones, así como atacar y destruir todo tipo de virus, bacterias y células de nuestro cuerpo que estén infectadas o que se hayan convertido en malignas. La función inmunoestimulante de las plantas adaptógenas es fundamental para enfrentar cualquier infección o combatir los tumores, lo que redunda en una mayor vitalidad.

Protección del organismo frente a factores externos. Los adaptógenos facilitan la resistencia no específica ante ciertos factores ambientales que pueden ser nocivos para nuestra salud. Algunos de estos factores son: el frío o el calor excesivos; los cambios de presión atmosférica; la elevada altitud sobre el nivel del mar, que puede provocar el conocido "mal de altura"; radiaciones de tipo ultravioleta, ionizante o provenientes de la descomposición del átomo; contaminantes en el aire, el agua o los alimentos, tales como el plomo, el azufre, toxinas, narcóticos u hormonas, y un largo etcétera. Por este motivo, estas plantas se han utilizado como suplemento alimenticio en el entrenamiento de deportistas de élite, aventureros en situaciones extremas, astronautas, exploradores, navegantes, etc. También son de gran ayuda para los colectivos que deben manejar sustancias peligrosas o que deben viajar a lugares de riesgo sanitario, así como para todos aquellos que simplemente quieran pasar un invierno sin resfriados.

Ayuda a la rehabilitación. Muchas personas enfermas o convalecientes pueden beneficiarse del uso de las plantas adaptógenas. Su benéfica acción sobre órganos tan importantes como el hígado, los riñones o el corazón es muy importante a la hora de superar diversas patologías. Los adaptógenos mejoran el apetito, favorecen un ánimo más positivo y mejoran nuestras habilidades mentales y físicas, lo que redunda en una recuperación más rápida y completa. Aquellas personas que estén sufriendo alguna enfermedad crónica o que tengan un gran riesgo de padecerla, pueden encontrar en estas hierbas a un aliado eficaz, actuando siempre en combinación con su tratamiento médico.

Acción antioxidante y rejuvenecedora. Como es sabido, las células envejecen porque producen unas moléculas tóxicas, denominadas "radicales libres", que provocan la oxidación paulatina del organismo. Esta oxidación puede ser acelerada por determinadas condiciones ambientales adversas, y también por hábitos como el alcoholismo o el tabaquismo. Los adaptógenos son antioxidantes naturales, sustancias que retrasan el proceso de envejecimiento y mejoran nuestra capacidad para vivir la edad madura de un modo más cómodo. Además, muchas de estas plantas tienen un efecto benéfico sobre el sistema sanguíneo, reduciendo los niveles de colesterol y evitando el envejecimiento o la obstrucción de los vasos sanguíneos.

Mejora del rendimiento sexual. A lo largo de este libro nos referiremos a ciertas plantas calificándolas como "afrodisíacas". Dado que este es un término que puede prestarse a confusión, conviene aclarar que entendemos por tales, en primer lugar, a aquellos vegetales que, a ciertas dosis, provocan una fuerte estimulación del Sistema Nervioso, y que bajo un estímulo sexual adecuado, pueden agudizar sus sentidos, incrementar la excitación erótica y el deseo amatorio, especialmente en personas cansadas física o mentalmente [2]. En segundo lugar, existen también plantas que revitalizan los órganos genitales de modo natural, incrementando la producción de semen y fortaleciendo el óvulo, al tiempo que incrementan la producción natural de hormonas sexuales. Esta mejora de la función reproductiva incide en todo el organismo, dando una sensación de mayor juventud y vitalidad, favoreciendo indirectamente el incremento del deseo sexual y la mejora de las relaciones íntimas, aparte de tener un efecto benéfico sobre la fertilidad [3].

Hay que aclarar aquí que no todas las plantas adaptógenas cumplen estrictamente todas las características que acabamos de señalar. Algunas son muy completas, actuando con eficacia en todos los frentes de batalla que provoca el estrés en nuestro organismo. Otras, en cambio, tienen efectos muy destacados sobre la inmunidad o sobre la capacidad de resistencia física o mental, al tiempo que carecen de eficacia al tratar otros factores. Elegir las plantas más generalistas o las más específicas dependerá de nuestras necesidades en cada momento.

Así por ejemplo, si una persona padece una gran deficiencia inmunitaria, con frecuentes resfriados y fiebres, puede optar por una planta específica, como la equinácea. Pero si lo que siente es un estado de cansancio crónico, sin ningún síntoma específico, puede elegir una hierba más generalista, como el eleuterococo, que mejorará el funcionamiento de todo su organismo.

Por otra parte, no todas las plantas son adecuadas para todas las personas. Algunas son muy eficaces para los mayores, mientras que otras tienen un efecto muy beneficioso entre los jóvenes. Hay plantas muy buenas para las mujeres, mientras que otras son más indicadas para los hombres. Y por supuesto, no hay que olvidar que cada persona tiene una constitución diferente. De este modo, las plantas que son excelentes para unos pueden ser de poco valor para otros. De ahí la necesidad de contar con diversas opciones a la hora de escoger un remedio útil para nosotros.

En esta obra vamos a analizar detenidamente las características de veintidós plantas adaptógenas que se han seleccionado atendiendo a su probada eficacia y cuyos efectos adversos, a las dosis descritas y para la mayoría de la población, son reducidos o nulos. Cada planta es única y especial, y está indicada para determinadas situaciones vitales o colectivos sociales, pero muchas de ellas pueden sustituirse o combinarse con otras para obtener los mismos resultados. Hemos intentado dar la información más precisa y actualizada sobre todas y cada una de ellas, pero en cualquier caso, animamos al lector a que las pruebe y descubra cuáles son las que mejor se adaptan a sus circunstancias y a su organismo. Estamos seguros de que estas plantas, humildes en apariencia, pero auténticamente poderosas, no le defraudarán.

Ajedrea
(*Satureia hortensis, S. montana*)

El estimulante natural

La ajedrea es una bonita planta mediterránea, que pertenece a la prolífica familia de las labiadas, llamadas así por la forma de sus flores, que asemejan una boca con dos labios de distinto tamaño. Casi todas las labiadas son ricas en aceites esenciales, y por este motivo son conocidas desde antiguo por su aroma y sabor, cualidades que han sido aprovechadas tradicional-mente en la cocina. Así, en algunos lugares de España e Italia, esta planta se utiliza para aromatizar las aceitunas durante su adobo, y también forma parte de algunos platos típicos.

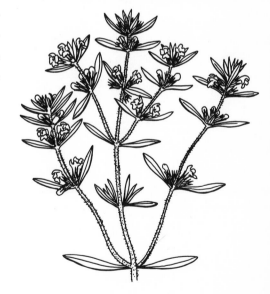

Las virtudes medicinales de la ajedrea son bastante bien conocidas. Por un lado, la medicina tradicional la ha venido utilizando en el tratamiento de las enfermedades digestivas, ya que mejora el funcionamiento del estómago y los intestinos. Por otro lado, sus cualidades estimulantes la han convertido en un popular remedio para el cansancio, que estimula la vitalidad y favorece el buen humor.

Se sabe que durante la Edad Media fue una planta prohibida en los huertos de los monasterios, y esto se debe a su antigua fama como remedio afrodisíaco. También los griegos reconocieron en ella esa propiedad, y no en vano la consagraron a Dionisos, la divinidad del vino y las orgías. Realmente, al ser una planta que estimula el sistema nervioso central, puede provocar, bajo un estímulo adecuado, un cierto incremento del deseo sexual. Pero desde luego, hay que dejar claro que la ajedrea no es en ningún caso una *Viagra* natural.

Existen varias especies de ajedrea (*savory* en inglés), todas del género *Satureia* y todas con propiedades similares. Entre todas ellas, se suelen comercializar dos especies: *Satureia hortensis* y *S. montana*. Como indican sus apelativos, la primera se cultivaba tradicionalmente en los huertos, mientras que la segunda era de carácter salvaje, montaraz. En la actualidad, ambas especies se encuentran tanto en cultivo como en plena naturaleza, en donde suelen crecer en laderas secas y terrenos calcáreos.

La ajedrea presenta una gran similitud con otra planta mediterránea con la que también comparte hábitat: el Romero (*Rosmarinus officinalis*). La diferencia fundamental entre ambas especies se observa en el tamaño de sus hojas, más largas en el caso de la ajedrea, y en el color de sus flores, azuladas las del romero y blancas las de la ajedrea. Tanto las indicaciones medicinales del romero como las de la ajedrea son muy similares, y existe alguna disparidad de criterios acerca de cuál de las dos es más potente. En definitiva, todo lo que se indica aquí sobre la ajedrea es aplicable al romero, y puede sustituirse una planta por otra.

La ajedrea se recoge cuando se encuentra en plena floración, tomando sus tallos floridos. Tanto las ramas como las hojas y las flores, contienen gran cantidad de principios activos. La ajedrea se encuentra fácilmente en cualquier herbolario. La presentación más habitual es la bolsa de planta suelta, aunque también hay comprimidos y extractos.

Principios activos

Entre los diversos compuestos que pueden encontrarse en la ajedrea, destacamos los que tienen un efecto más directo en nuestra salud:

Aceites esenciales ricos en carvacrol y timol. Estos aceites se encuentran en una proporción cercana al 1% y son los responsables de su efecto tonificante y estimulante del sistema nervioso. Son además digestivos y previenen los espasmos en el vientre.

Ácidos fenólicos: cafeico y rosmarínico. Su principal acción es antiséptica, por lo que esta planta puede ser muy beneficiosa en el tratamiento de heridas o infecciones, tanto por vía externa como por vía interna [1].

Propiedades

La ajedrea posee múltiples propiedades medicinales:

• En primer lugar, tiene importantes propiedades estimulantes, activando el sistema nervioso central y agudizando las capacidades intelectivas. A diferencia de otras sustancias estimulantes, la ajedrea es completamente natural e inocua, y no crea ningún tipo de dependencia física o psíquica. Su efecto es evidente, pero suave, y puede reemplazar con ventaja al café o al té. Una infusión de ajedrea por la mañana es una excelente manera de mantenerse despierto en las primeras horas de trabajo, incrementando la concentración, la rapidez de reflejos y la claridad mental [2].

• Debido a sus propiedades estimulantes, se la considera afrodisíaca. Aunque este tipo de indicaciones suele ser bastante discutido, es cierto que la ajedrea despierta los sentidos y puede estimular sexualmente a personas cansadas o debilitadas [3].

• Es una planta muy digestiva, y con este fin se puede utilizar para condimentar diversos platos, sobre todo las carnes o las legumbres. Combate la acidez estomacal y la gastritis, y es especialmente útil para reducir los gases intestinales, que pueden llegar a provocar calambres o intensos dolores en el vientre [4].

• Sus aceites esenciales son balsámicos, y pueden ser especialmente útiles para tratar todo tipo de enfermedades de la garganta o los bronquios. La ajedrea limpia las vías respiratorias de mucosidades, y debido a sus cualidades antibióticas, elimina las bacterias asociadas al resfriado o el catarro [5].

• En uso externo es cicatrizante y desinfectante. Se puede aplicar externamente en heridas, contusiones, picaduras de insectos, infecciones de hongos, etc. También en gárgaras para las inflamaciones de garganta o en gotas para los dolores de oído [6].

Quién debe tomarla

La ajedrea, gracias a su poder e inocuidad, es una planta muy apropiada para diversos tipos de colectivos:

• Las personas cansadas, que tienen dificultades para comenzar la jornada de trabajo, se pueden beneficiar de esta planta. Una infusión fuerte nos despierta y nos activa para comenzar la jornada con eficacia.

• Cualquier persona que esté sometida a una gran presión puede servirse de ella, incluso aunque no se sienta cansada o superada por los acontecimientos. La ajedrea es una buena medicina preventiva, y no está de más tomarla de vez en cuando.

- En algunas depresiones leves puede actuar como estimulante suave que anima y despeja la mente de preocupaciones.

- Quienes han perdido el vigor sexual por causa del cansancio o la apatía, deben recurrir a ella como primer remedio para recuperar el deseo perdido. En cualquier caso, si la impotencia viene de antiguo o no parece causada por el estrés, es preciso recurrir a la ayuda de un sexólogo. Esta planta puede ayudar, pero no es un remedio milagroso.

Parte utilizada

Se aprovechan todas las partes superiores de la planta: tallos, hojas y flores.

Dosificación

Tisana. Hacer una decocción suave a partir de una cucharadita de planta por taza de agua hirviendo. Dejar hervir unos 5 ó 10 minutos. Tapar y dejar reposar hasta que esté a una temperatura soportable. Si el sabor es desagradable al paladar, se puede endulzar con un poco de miel. Tomar tres tazas al día, antes o después de las comidas. Para hacer una infusión fuerte, doblar la dosis, aunque en este caso, no se debe tomar después del mediodía para no perjudicar el sueño nocturno.

Cápsulas o comprimidos. Tomar comprimidos de 25 a 50 mg. dos o tres veces al día.

Aceite esencial. De 3 a 5 gotas sobre un terrón de azúcar. Tomar al final de la comida.

Tintura. 10 gotas, tres veces al día disueltas en un gran vaso de agua [7].

Precauciones

No se conoce ningún tipo de riesgo asociado a esta planta. En cualquier caso hay que tener cuidado si se usan sus aceites esenciales, ya que pueden provocar reacciones alérgicas si entran en contacto con la piel. En forma de planta suelta o de comprimidos, no tiene ninguna contraindicación.

Andrographis
(*Andrographis paniculata*)

Refuerza tu inmunidad

Una de las plantas recién llegadas al grupo de las hierbas adaptógenas es la andrographis. Conocida como la "Reina de las amargas", la andrographis es una planta originaria de las llanuras de la India, aunque también crece en zonas de China, Tailandia, Sri Lanka, Pakistán e Indonesia. En Occidente estamos empezando a valorar esta planta, y seguramente adquirirá un gran protagonismo en el próximo futuro dadas sus interesantes cualidades.

En cambio, en Asia, la andrographis se ha utilizado por siglos para tratar diversos males. La Medicina Tradicional India (Ayurveda) veía en ella un eficaz tónico estomacal, probablemente debido a su amargo sabor. También se utilizó en el tratamiento de diversas infecciones —la disentería o la

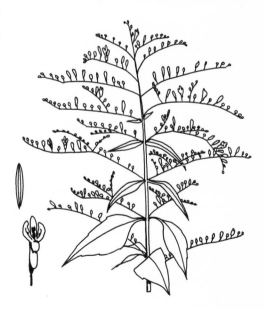

malaria, así como en la curación de las heridas producidas por la mordedura de serpientes o insectos.

En la Medicina Tradicional China, la andrographis se considera una hierba fría, capaz de reducir el calor del cuerpo, rebajando las fiebres y expulsando las toxinas. Por estos motivos, se ha usado en el tratamiento de los resfriados y problemas de garganta.

En su hábitat natural, esta planta es una hierba anual, muy ramificada y erecta. Puede crecer hasta un metro de altura. Nace a partir de semillas y se encuentra con facilidad en bosques caducifolios e incluso en la orilla de los caminos y en los pueblos. Acepta cualquier tipo de sustrato, y ese es el motivo de su amplia distribución, creciendo incluso en aquellos suelos contaminados en los que ningún otro vegetal se atreve a germinar.

Aunque tradicionalmente se usaban las raíces de la andrographis, las partes utilizadas en la actualidad son tanto las hojas como las flores de esta planta. Las semillas, por el contrario, contienen muy pocos elementos curativos.

Las plantas que crecen en hábitats tropicales o subtropicales poseen una gran concentración de principios activos. Por otro lado, el mejor momento para recolectarlas es justo antes de su floración, a principios del otoño.

Principios activos

El principal componente medicinal del andrographis se denomina "andrografólido", y se trata de una lactona de sabor muy amargo que parece tener una clara acción estimulante del sistema inmunitario, siendo además un bactericida bastante notable. Esta sustancia posee otras cualidades, como la protección del hígado, la estimulación de la secreción biliar y algunos efectos anti-inflamatorios. La concentración media de este compuesto en las hojas es del 2,39%. Esta sustancia se acumula en los órganos internos, pero cuando se suprime el consumo, desaparece casi totalmente del organismo en 48 horas [1].

Propiedades

La andrographis es una planta muy interesante, que ha sido profundamente investigada en la segunda mitad del siglo XX aunque aún no es conocida entre el gran público. A continuación indicamos algunas de sus propiedades más destacadas:

- Incrementa la eficacia de nuestro sistema inmunitario y lo hace de un modo muy complejo y peculiar. Por un lado, esta planta favorece la creación de anticuerpos, es decir, sustancias capaces de neutralizar diversas bacterias, incrementando así la respuesta específica a infecciones concretas. Por otro lado, la andrographis mejora la eficacia de los macrófagos, que son la base de la respuesta inmunitaria no-específica. De este modo, ayuda a luchar contra la infección tanto de forma directa como indirecta [2].

- Su compleja acción inmunitaria hace que esta planta sea especialmente interesante en el tratamiento del cáncer. En este sentido, se están llevando a cabo atractivas investigaciones que en un futuro pueden dar fruto en forma de nuevos tratamientos oncogénicos. La andrographis presenta una gran cualidad citotóxica y, virtualmente, "mata" a las células cancerosas, como se está demostrando en diversos estudios [3].

- Su capacidad de mejorar el sistema inmunitario hace que esta planta sea muy apropiada para el tratamiento de las fiebres, los resfriados y la tos. La andrographis reduce la fiebre asociada a múltiples infecciones. Por otra parte, algunos estudios confirman su cualidad preventiva ante estas enfermedades [4].

- El andrografólido es una de las pocas sustancias ajenas al organismo que es capaz de penetrar en nuestro cerebro, acumulándose tanto en su interior como en la espina dorsal. El efecto de este compuesto en el sistema nervioso es sedativo, por lo que resulta bastante eficaz a la hora de inducir al sueño o a la relajación, aunque aún no está claro el mecanismo responsable de este efecto [5].

- Otra de sus cualidades es la de reducir el dolor, actuando como un suave anestésico. En este sentido, su acción es mucho más débil que la de la aspirina, pero su uso puede ser interesante en tratamientos a medio plazo [6].

- Es un antiinflamatorio bastante interesante, lo que ha podido ser comprobado en diversos estudios. Al parecer, este efecto se asocia a una activación de las glándulas adrenales (situadas sobre los riñones). Aquellas personas que sufran molestias por culpa de la artritis, pueden encontrar un suave remedio en esta planta [7].

- El sabor amargo de la andrographis nos hace imaginar de inmediato que pueda ser útil en el tratamiento de las enfermedades del hígado. Efectivamente, en la medicina ayurvédica se cuentan hasta veintiséis recetas hepáticas que tienen como componente fundamental a la andrographis. Esta planta protege al hígado frente a las toxinas o venenos que puedan dañarlo y ayuda a recuperarse de enfermedades como la hepatitis. Además, la andrographis ayuda a incrementar la producción de bilis en el hígado, lo que es fundamental a la hora de mejorar la digestión de los alimentos [8].

- Efecto intestinal. Como es sabido en toda Asia, la andrographis es una eficaz planta antidiarreica, que se utiliza con gran éxito tanto en los problemas leves del intestino como en los casos más graves de disentería [9].

Quién debe tomarla

La andrographis es un vegetal muy apropiado para los siguientes grupos sociales:

- Personas que padecen una importante carencia en su sistema inmunitario, especialmente aquellas que arrastran una época de estrés acumulado. Esta debilidad inmunitaria puede causar diversas infecciones, sobre todo en las vías respiratorias.

- Individuos con dificultad para conciliar el sueño y que buscan una alternativa suave a los medicamentos de síntesis.

- Estados febriles, tanto los causados por una infección como aquellos que surgen sin causa aparente, y que suelen estar relacionados con episodios de cansancio o problemas laborales o personales.

- Problemas gastrointestinales asociados al estrés, que suelen cursar con dolor estomacal y diarreas repetidas.

- Enfermos en período de recuperación de enfermedades hepáticas e intestinales.

Parte utilizada

Se emplean sus hojas y flores.

Dosificación

Cápsulas o Polvo de planta. Tomar cápsulas de 500 a 3.000 mg. tres veces al día.

Tisana. Echar una cucharadita de hierba por taza de agua hirviendo. Dejar hervir durante 10 ó 15 minutos y dejar reposar otros diez minutos. Endulzar con miel, pues es una planta muy amarga. Beber antes de las comidas principales.

Extracto estandarizado. Tomar 100 mg. dos veces al día. Los extractos estandarizados de andrographis contienen 11,2 mg. de andrografólidos por 200 mg. de extracto [10].

Precauciones

Debido a su sabor amargo, es aconsejable evitar su consumo si se padecen úlceras gástricas. Las mujeres embarazadas deben evitarla, pues tiene ciertos efectos abortivos. Por otro lado, su amargo sabor provoca en algunas personas un gusto metálico en la boca, que puede ser desagradable, aunque no peligroso para la salud. También hay casos de molestias estomacales achacados a esta hierba. Todos estos problemas parecen estar relacionados con intolerancias individuales, así que en caso de sentir cualquier molestia, basta con suprimir el consumo. En dos días, los principios activos se habrán eliminado a través de la orina.

Aralia

(*Aralía racemosa*)

Adaptógeno y calmante

La Aralia es una planta de la familia de las araliáceas, un grupo de hierbas muy importantes por sus cualidades adaptogénicas, y que cuenta entre sus miembros más destacados con el ginseng y el eleuterococo.

Concretamente, la aralia es una planta nativa de Norteamérica, de hábito perenne. Es un vegetal muy ramificado, que puede superar el metro de altura. Sus hojas son largas, compuestas, en grupos de tres o cinco por cada rama. Sus flores, de un color entre verdoso y blanquecino, surgen en racimos hacia el mes de julio. Al madurar, dan paso a unas bayas de color violeta oscuro.

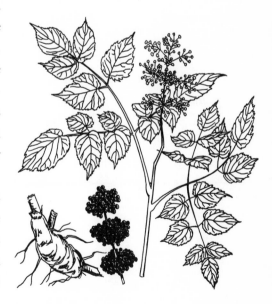

Tanto las ramas como las flores surgen directamente de la raíz, que es la parte más importante de la planta. Esta raíz puede medir hasta 20

centímetros y es ancha y aromática. Su color externo es marrón claro, mientras que en el interior presenta un tono blanquecino. Todo el rizoma aparece marcado por diversas hendiduras, que señalan el lugar en el que nacieron las ramas más antiguas. Con el paso del tiempo, esta raíz va produciendo pequeños rizomas satélites, que pueden separase fácilmente del núcleo originario, produciendo una fractura irregular. La zona central de estas raíces secundarias es rojiza.

Toda la raíz está repleta de principios activos, y por eso es la parte de la planta que se usa con fines medicinales. Su sabor es balsámico y especiado, y su olor es muy aromático y agradable. Este aroma se siente especialmente cuando la raíz se parte en pedazos o se muele. Las raíces se recolectan en el otoño, en plantas que tienen más de tres años de vida y que han florecido al menos una vez.

Esta planta crece de modo silvestre en toda norteamérica, desde Canadá hasta el sur de Estados Unidos. Se suele encontrar en bosques, en zonas de suelo de mantillo rico en nutrientes, y también en la montaña, en las grietas que surgen entre las rocas. Su hábitat se ha reducido drásticamente en los últimos tiempos, dada la tala masiva de árboles y la creciente explotación comercial de este vegetal.

Tradicionalmente, esta planta se usó en el tratamiento del reumatismo y la tos, pero actualmente se están empezando a reconocer sus virtudes como adaptógena, en la misma medida que sus parientes asiáticos más conocidos. Los nativos americanos reconocían sus cualidades como purificadora de la sangre.

Principios activos

En contra de lo que algunos estudios preliminares pretendían demostrar, actualmente se sabe que la aralia tiene, como principales principios activos, las saponinas y el beta-sitosterol. Estas sustancias tienen una gran similitud con los componentes de su pariente vegetal, el ginseng, lo que explica sus cualidades adaptógenas [1].

Propiedades

La aralia posee las siguientes propiedades medicinales:

- Ayuda al organismo a adaptarse a las situaciones estresantes. Se la considera un suave calmante, y aunque no es una planta somnífera, es muy apropiada para relajar el cuerpo y la mente, favoreciendo así un sueño tranquilo y prolongado. Las personas deprimidas, apáticas, o con un bajo nivel energético, deben evitar su uso, pero aquellas que sientan un alto grado de nerviosismo o ansiedad, se pueden beneficiar de sus efectos [2].

- Tiene una discreta acción antimicrobiana y favorecedora de la inmunidad. En este sentido, ayuda a mejorar la salud, evitando los síntomas que surgen cuando el cuerpo está sometido a un alto grado de tensión [3].

- Es muy eficaz en el tratamiento de los estados catarrales o el asma. Está especialmente indicada en las congestiones nasales con abundancia de mucosidad, en la tos persistente y en las molestias causadas por una excesiva sudoración nocturna. Cuando los síntomas del resfriado causan problemas para dormir, esta planta ayuda a aliviarlos, permitiendo un sueño más relajado y reconfortante [4].

Quién debe tomarla

Pese a que efectivamente no es uno de los adaptógenos más completos con que podamos contar actualmente, no cabe duda de que la aralia presenta cualidades interesantes, que pueden ser útiles a determinados grupos de personas:

- Personas con un alto nivel de estrés, que se manifiesta en episodios de nerviosismo, insomnio y ansiedad. A diferencia del ginseng, esta planta es un adaptógeno que no provoca ninguna excitación, lo que favorece una integración positiva de estos estados nerviosos.

- Individuos que padecen repetidas infecciones de los órganos respiratorios, con problemas para dormir y respirar. Estas infecciones que se suceden constantemente suelen estar asociadas a períodos de gran nerviosismo o exceso de trabajo, en los que se mezcla una bajada de las defensas inmunitarias y un deseo inconsciente de evitar los conflictos por medio de la enfermedad. Para estas personas, la aralia es una gran ayuda, pues les ayuda a ver los problemas con más calma y mejora su estado de salud general.

Parte utilizada

De la aralia se aprovecha la raíz de plantas con al menos tres años de vida.

Dosificación

En los mejores herbolarios podemos encontrar la raíz de aralia y realizar con ella diversos preparados:

Tisana. Hacer una cocción con una o dos cucharaditas de raíz desmenuzada por taza de agua. Dejar hervir durante 15 minutos. Reposar durante un período de tiempo similar.

Extracto líquido. Tomar entre 10 y 40 gotas disueltas en un vaso de agua, de una a cuatro veces al día.

Jarabe. Esta planta se puede presentar sola o mezclada con otras hierbas en preparados para el catarro o la tos. Tomar una cucharada tres o cuatro veces al día [5].

Precauciones

No se conocen contraindicaciones ni hay que tomar precauciones importantes a la hora de usar esta planta. Su suave efecto hace que sea una
hierba muy segura en dosis normales.

Astrágalo
(*Astragalus membranaceus*)

Energía para los jóvenes

El astrágalo es una legumbre nativa del norte de Asia Central, es decir, zonas de China como Yunnan, Sichuan y Manchuria, aunque también se encuentra en Mongolia. Existen más de dos mil especies de astrágalos en el mundo, pero es la variedad china (*A. membranaceus*), la más conocida y estudiada, tanto en el presente como en tiempos pretéritos.

Esta planta es citada en el herbario chino *Shen Nong Ben Cao*, que data del siglo I d. C. Su autor, el herbalista Shen Nong, resalta las virtudes del astrágalo, calificándola como una de las plantas más importantes de su farmacopea vegetal. El nombre chino del astrágalo, *Huang qi*, y significa: "el líder amarillo", en referencia al color amarillento de su raíz y al importante estatus de esta planta.

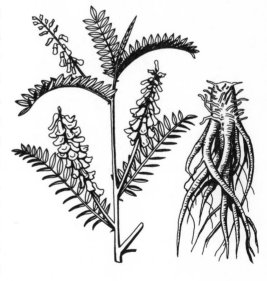

Los chinos alaban esta hierba como uno de los más importantes tónicos del Chi o energía vital. Junto al ginseng, el astrágalo se ha venido utilizando de modo tradicional para tratar los casos de cansancio y fatiga, ya que regula el funcionamiento del metabolismo orgánico. Desde la antigüedad se considera a esta planta como un gran aliado del ginseng, pudiendo emplearse en combinación con esta hierba, o bien sustituyéndola.

De hecho, el astrágalo se recomendaba especialmente a los jóvenes y adolescentes, pues se estimaba que su efecto era más físico y externo que el del ginseng.

El astrágalo es un vegetal perenne, que puede alcanzar los 3 metros de altura. Sus hojas son compuestas y surgen en tallos pilosos, en grupos de entre 12 y 18 hojitas rematadas por un foliolo terminal. Florece en ramilletes de color amarillento, y como sucede con todas las leguminosas, fructifica en grupos numerosos de vainas (no olvidemos que esta planta es un pariente lejano de la judía o el guisante). Estas vainas, de color marrón al madurar, contienen unas pocas semillas que permiten la reproducción de la planta.

La parte utilizada como medicinal es su raíz, que como ya se ha indicado, es de color amarillento. Estas raíces se recolectan en primavera, en plantas que tienen entre cuatro y siete años de edad. Una vez secas, se emplean en la producción de diversos medicamentos o bien se venden enteras o en polvo. Es una raíz de sabor dulce y bastante agradable al paladar.

Principios activos

El astrágalo contiene diversos principios activos que, como suele suceder en la mayor parte de las plantas medicinales, actúan de manera sinérgica, reforzándose mutuamente y creando juntos nuevas características que son más potentes que la suma de sus componentes aislados. Esta planta posee diversos polisacáridos, flavonoides, glicósidos triterpénicos (astragalósidos) y aminoácidos [1].

Propiedades

Esta joya de la farmacopea china posee interesantes propiedades medicinales, entre las que cabe destacar:

- Reforzamiento del sistema inmunitario. Sus polisacáridos son muy eficaces en la mejora de la resistencia a las enfermedades, por lo que es muy apropiada en el tratamiento de las infecciones de repetición, catarros, resfriados, etc. El astrágalo está siendo usado en el tratamiento del síndrome de inmunodeficiencia adquirida (Sida), en combinación con medicamentos de síntesis y otras plantas medicinales. Los estudios más recientes demuestran que esta planta refuerza la acción de los linfocitos-T, las células encargadas de luchar contra las infecciones [2].

- Tiene un efecto muy beneficioso sobre el conjunto del organismo, por lo que nos encontramos ante un tónico muy eficaz. Sus efectos son ante todo físicos, no mentales, por lo que es especialmente apropiada en los casos de cansancio corporal. Las personas jóvenes y corporalmente activas se verán muy beneficiadas por esta planta [3].

- Es una excelente ayuda para superar algunos de los efectos secundarios de la quimioterapia, tales como los mareos o los vómitos. Su benéfica acción sobre el sistema inmunitario hace que sea también un eficaz auxilio para las personas que están padeciendo algún proceso tumoral [4].

- Sus efectos se notan especialmente en los pulmones y el aparato respiratorio, por lo que es muy apropiada en el tratamiento de cualquier enfermedad relacionada con estos órganos. Estas enfermedades suelen provocar fiebres, mala respiración y sudoración nocturna, males contra los que el astrágalo es especialmente combativo [5].

- Tiene una acción benéfica sobre el sistema circulatorio, disminuyendo la coagulación sanguínea, mejorando el ritmo cardiaco y reduciendo así las probabilidades de sufrir problemas coronarios. Los enfermos del corazón pueden usar esta planta, tanto de modo preventivo, como para acelerar la recuperación tras cualquier problema cardiaco [6].

- Estudios recientes han demostrado los efectos del astrágalo sobre la motilidad del esperma masculino, por lo que puede ser útil como complemento en los tratamientos contra la infertilidad. En este caso, recomendamos tomarla en combinación con suplementos nutricionales a base de vitamina E, muy útil en este tipo de tratamientos [7].

Quién debe tomarlo

El astrágalo se recomienda a los siguientes colectivos:

- Personas jóvenes, que están realizando un gran desgaste físico, sea en el trabajo o realizando prácticas deportivas intensas.

- Todo tipo de personas, independientemente de su edad, que sufran algún tipo de cansancio físico, que se sientan sin fuerzas y padezcan algún tipo de enfermedad asociada.

- Pacientes que están recibiendo tratamiento contra el cáncer o el síndrome de inmunodeficiencia adquirida. En estos casos, el astrágalo es una ayuda en el tratamiento, nunca un remedio que vaya a sustituir a la medicación recetada por los especialistas. Esta planta actúa aquí como un refuerzo muy necesario para el sistema inmunitario, reduciendo algunos de los efectos secundarios de los tratamientos médicos.

• Pacientes en proceso de recuperación tras algún accidente corona-
rio, así como aquellos que están en grave riesgo de padecerlo.

• Personas con bajo nivel inmunitario, que padecen infecciones repetidas en el aparato respiratorio, sobre todo en el invierno.

• Aquellos que tienen problemas para conciliar el sueño por ahogos,
fiebres o intensa sudoración nocturna.

Parte utilizada

Se emplean las raíces de al menos cuatro años de edad.

Dosificación

Tisana. Hervir una cucharada de planta por taza de agua. Dejar a
fuego suave durante 15 ó 20 minutos. Permitir que repose durante
otros quince minutos tapado. Tomar con un poco de miel.

Cápsulas o comprimidos. Tomar dos cápsulas de 500 mg., dos o tres
veces al día.

Tintura alcohólica. Disolver algo menos de media cucharadita de tintura en un vaso de agua o zumo. Tomar tres veces al día.

Extracto sólido. Tomar de 100 a 150 mg. de producto mezclados con
un poco de agua [8].

Precauciones

Hasta donde se sabe actualmente, el astrágalo no presenta ninguna contraindicación importante. Tomando dosis excesivas o durante un período demasiado largo de tiempo, puede causar malestar estomacal y gases
intestinales, problemas que se resuelven suprimiendo o moderando su
consumo.

Bardana

(*Arctium lappa*)

El remedio purificador

La bardana es, con toda seguridad, una de las hierbas más humildes entre las que se van a tratar en este libro y quizás por ello defraude a algunas personas que se dejan deslumbrar fácilmente por lo nuevo o lo raro. Efectivamente, la bardana no es una de esas plantas exóticas que se venden a precios desorbitados, ni se trata de un descubrimiento reciente de la herboristería medicinal. Es

una vieja conocida que se puede encontrar con facilidad en cualquier herbolario a precios muy asequibles.

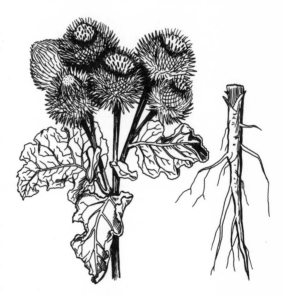

La bardana, también conocida en español como lampazo o bardo, o *burdok* en inglés, es una hermosa, aunque poco valorada, hierba euroasiática. Esta es una planta bienal, y en su primer año de vida forma una raíz gruesa y anchas hojas a ras de suelo. En su segundo año, la bardana produce un tallo ancho, llegando a florecer y fructificar. Su altura supera el metro de altura, y en algunos casos, alcanza hasta los dos metros.

La raíz de la bardana es de color negruzco en el exterior y blanca en su interior. El tallo es duro, con bandas longitudinales blancas y verdes, cubierto con pelos cortos. Por su parte, las hojas son bastante grandes, sobre todo las inferiores. Presentan una forma irregular y pueden medir hasta dos palmos de ancho, con profundos canales y estrías que corresponden al tallo y las venas. Los bordes son irregulares y pilosos. Como curiosidad, hay que señalar que en España, sus grandes hojas, convenientemente preparadas, se usaron a modo de máscaras por parte de los actores de épocas remotas, suponemos que a falta de mejores materiales.

Las flores surgen al extremo de los tallos terminales. Son cabezuelas espinosas, con flores de color rosado o purpúreo. El fruto, de unos 7 mm. de largo es una cabeza irregular que madura en el otoño.

La planta se cría en las cercanías de los pueblos, en zonas donde hay ganado, pues aprecia los suelos ricos en nitrógeno que son comunes en los terrenos estercolados. Como se ha dicho, la bardana es conocida desde la antigüedad en Europa, donde se usó para tratar enfermedades venéreas así como en la curación de todo tipo de heridas, aplicando un majado de hojas frescas en la zona dañada. Sus frutos espinosos tuvieron usos muy peculiares, desde servir de alimento a las gallinas, hasta ser empleadas para taponar las madrigueras de las ratas.

Volviendo al plano medicinal, podemos decir que de la bardana se aprovecha todo, la raíz, las hojas y los frutos. Las raíces se recolectan en primavera, cuando las plantas están entrando en su segundo año de vida y aún no han florecido. Eso sí, es difícil arrancar la gruesa y profunda raíz de la bardana, por lo que conviene hacerlo con buenas herramientas, y aún así costará algo de esfuerzo. Las hojas y los frutos se recogen a principios del otoño y se secan a la sombra, antes de molerlos y almacenarlos en un lugar fresco y seco. Afortunadamente, podemos obtener esta planta en los herbolarios de un modo mucho menos laborioso.

Principios activos

La bardana contiene una gran variedad de principios activos que, como suele suceder con otras plantas, actúan de modo coordinado, sumando sus energías para promover la limpieza completa del organismo.

Los compuestos insaturados de su raíz y la arctiopicrina de las hojas tienen propiedades antibacterianas y antifúngicas. Los ácidos alcoholes que se encuentran en la raíz tienen un efecto muy benéfico sobre el hígado y la vejiga, ayudando a limpiar la sangre y a eliminar las toxinas. Los taninos que contiene son cicatrizantes, lo que contribuye a incrementar sus cualidades vulnerarias. Además, el principio amargo que se encuentra en sus frutos tiene una importante acción antitumoral [1].

Propiedades

Las diversas propiedades de la bardana se pueden resumir en los siguientes apartados:

• La bardana es una planta depurativa de primer orden. Es muy apropiada para limpiar la sangre de todas las toxinas imaginables. Gracias a sus principios amargos, estimula el hígado y la secreción biliar, provocando una profunda limpieza de todo el cuerpo. Por este motivo se utiliza con razonable éxito en el tratamiento de los tumores tanto benignos como malignos. Todas las personas, independientemente de su estado de salud, pueden beneficiarse de la acción purificadora de esta planta. Usándola durante un plazo razonable de uno o dos meses, el organismo elimina los venenos acumulados, lo que nos permite sentirnos más saludables, fuertes y optimistas. Esta es una planta que actúa sobre el ánimo de un modo indirecto, y lo hace mejorando nuestro estado físico de un modo notable. Un cuerpo limpio de impurezas se alimenta mejor, aprovecha con más eficacia los nutrientes y actúa de un modo más eficiente [2].

- Gracias a su acción purificadora, la bardana tiene una favorable acción sobre la piel. El acné, el eczema, la psoriaris, las ampollas, así como las heridas o las úlceras tienden a limpiarse y a reducirse con este remedio. Estos efectos se notan tanto en la aplicación directa por vía externa como por vía interna [3].

- Como complemento de su acción depurativa, es una planta sudorífica y suavemente laxante. Es además diurética, por lo que favorece la eliminación de toxinas a través de todas las vías naturales: piel, intestino y vejiga urinaria [4].

- Ejerce una acción antimicrobiana que se nota tanto por vía interna como externa. Aplicada en las heridas, ayuda a desinfectarlas. En el interior, actúa contra infecciones intestinales que cursan con diarreas o molestias del sistema digestivo. También se utiliza con bastante éxito en los resfriados. Y conviene no olvidar que todas enfermedades pueden surgir en épocas de estrés crónico [5].

- Actúa también sobre las infecciones por hongos que se pueden producir tanto en la piel como en la mucosa vaginal de la mujer. Es recomendable aplicarla de modo externo en las zonas afectadas, sea por medio de compresas húmedas como de duchas vaginales [6].

- Ayuda a tratar males como el reumatismo o la gota, ya que estimula la eliminación del ácido úrico. Para favorecer este efecto, es aconsejable seguir una dieta pobre en carnes, ya que consumir proteínas en exceso incrementa la proporción de urea y ácido úrico en el organismo [7].

- Tiene una discreta acción antidiabética, efecto que se ha demostrado con éxito en investigaciones con ratas. Se supone que estos efectos son más acentuados en la raíz joven de la bardana, aunque es un tema sujeto a discusión [8].

Quién debe tomarla

La bardana es una planta apropiada para todo el mundo, ya que carece de contraindicaciones y promueve una renovación interior muy importante. En cualquier caso, se recomienda especialmente a los siguientes colectivos:

• Personas que hayan vivido etapas de estrés crónico, sobre todo si además se han alimentado de modo incorrecto, recurriendo a la comida rápida o a estimulantes como el café o el alcohol. Los síntomas más evidentes de esta impurificación orgánica son: sudoración de olor ofensivo e incluso irritante, orina turbia o estreñimiento.

• Todos aquellos que se sientan faltos de energía o cansados. En estos casos, la bardana es un complemento ideal a plantas energizantes como el ginseng o el eleuterococo, pues limpia el organismo y ayuda a que estas hierbas produzcan sus efectos con más rapidez y eficacia.

• Enfermos que hayan padecido los efectos de algún tumor o crecimiento celular desordenado. No importa si el tumor ha sido eliminado o no, o cuál sea su naturaleza. La bardana puede limpiar el organismo y ayuda a mejorar los efectos de la terapia médica habitual. Esta planta no es un remedio milagroso, sino una valiosa aliada en la lucha contra estas enfermedades. Por tanto, conviene consultar su uso con nuestro médico y en ningún caso abandonar la terapia prescrita.

• Personas que estén padeciendo infecciones repetidas, sean de tipo estomacal o respiratorio. Estas enfermedades pueden ser consecuencia de un estado de cansancio crónico que afecta a nuestro sistema inmunitario. En estos casos, es muy positivo combinar la bardana con plantas como la rhodiola o la equinácea.

• Personas que están sufriendo enfermedades cutáneas o una caída rápida y prematura del cabello. En muchas ocasiones, estas enfermedades están causadas por el estrés crónico.

Parte utilizada

Se aprovechan todas las partes de la planta: raíces, tallos, hojas y frutos.

Dosificación

Tisana. Hacer una decocción con una cucharada de planta por taza de agua. Hervir durante 10 minutos y dejar reposar tapado durante un cuarto de hora. Tomar 2 ó 3 tazas al día.

Polvo. Tomar de 2 a 5 gr. diarios en dos o tres tomas. Disolver en un vaso de agua o zumo.

Extracto fluido. De 10 a 30 gotas disueltas en un vaso de agua. Tomar 2 ó 3 veces al día.

Uso externo. Se puede utilizar esta planta en compresas, ungüentos o aceites para tratar heridas, úlceras en la piel o directamente sobre el cuero cabelludo para evitar la caspa y la calvicie [9].

Precauciones

Esta planta no presenta contraindicaciones ni hay que seguir con ella ningún tipo de precaución especial. Es totalmente segura en las dosis indicadas. Una recomendación final: cuando se está haciendo una cura a base de bardana, es muy recomendable dejar de lado cualquier sustancia nociva, como el tabaco, alcohol o café. Se recomienda reducir el consumo de carnes y grasas e incrementar al máximo el de frutas, ensaladas y verduras cocidas al vapor. Esto permitirá una más rápida limpieza del organismo.

Codonopsis

(Codonopsis dangshen, C. pilosula)

Alternativa económica al ginseng

La codonopsis es una enredadera originaria del Norte de China. Su hábito es perenne, y puede crecer hasta los 3 metros de altura. Se propaga mediante semillas que se siembran en la primavera, y suele crecer en suelos de media densidad, prefiriendo las zonas sombrías o que reciban poco sol a lo largo del día. Aunque se considera que la planta salvaje es de mejor calidad que la cultivada, es ésta última la que se encuentra habitualmente en los comercios herbalistas y farmacias especializadas en medicina china.

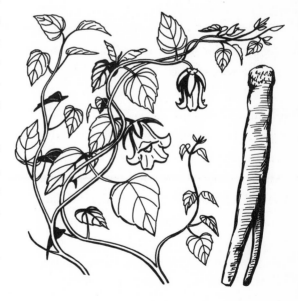

Esta planta posee hojas opuestas, con un rabillo largo que las une al tallo. Sus flores son campanillas que crecen en el extremo de los tallos.

Su color es variable, y pueden verse tonalidades verdes, blancas o de color púrpura. Esta planta florece en el verano y el otoño. Su raíz es fusiforme y bastante alargada, de color marrón y con pocas ramificaciones.

En algunos ambientes, esta planta recibe el nombre de "ginseng de los pobres", pues su raíz se ha utilizado como sustituto económico del ginseng coreano. Realmente su acción es muy similar al auténtico Panax ginseng, pero más suave, lo que la hace apropiada para diversos colectivos que encuentran que el ginseng es demasiado potente para ellos. En cualquier caso, el hecho de que sea una planta más barata no quiere decir que tenga menos valor, sino simplemente que es más fácil de obtener y por tanto, existe una mayor oferta en el mercado. De hecho, gracias a sus suaves pero eficaces propiedades, puede llegar a ser tan valiosa como el propio ginseng para muchas personas.

Para la medicina china, la codonopsis es un tónico muy beneficioso para el restablecimiento del chi o energía vital [1]. Se considera que tiene una gran afinidad con los pulmones y el bazo, y su naturaleza es dulce y cálida. Según la tradición, el emperador Qian Lon vivió hasta los 89 años de edad gracias al consumo regular de esta planta, llegando a ser el reinante más longevo de la historia de la China imperial. Hay un detalle muy importante en esta historia, y es que Qian Lon no sólo fue un gobernante duradero, sino que además mantuvo un harén de 3.000 concubinas, lo que sin duda requería de él más esfuerzos que el gobierno de su extenso país.

De la codonopsis se aprovechan las raíces, que se recolectan en plantas que superen los tres años de edad. Las mejores raíces son alargadas y rectas, sin signos de moho o del ataque de insectos. Su sabor es dulce, pero sólo se nota cuando se mastica durante varios segundos. Precisamente, la dulzura es uno de los atributos de las mejores raíces, siendo más acusada al paladar cuanto mejor es su calidad.

Aunque esta planta se conoce habitualmente con el nombre chino de *Dang Shen*, puede recibir algunos prefijos que acrediten el lugar de procedencia o la calidad de la misma. Así, el *Tai Dang Shen* es la variedad salvaje, mientras que el *Lu Dang Shen* es el nombre que recibe la planta cultivada. La variedad *Yesheng* proviene de la provincia de Gansu y se considera muy valiosa. Otras variedades son *Tianshui* (del distrito del mismo nombre en Gansu), *Luzhou* (de Shanxi) y *Wen* (también de Gansu)

Principios activos

El sabor dulce la codonopsis procede de la glucosa que contiene, aunque desde luego, esta no es la sustancia responsable de sus efectos medicinales. Esta planta contiene diversos glucósidos, así como sustancias como el taraxery, la friedelina y el taraxerol, que parecen actuar de modo combinado en el organismo humano. Además, sus polisacáridos tienen claros efectos inmunoestimulantes, por lo que esta planta está siendo investigada en China y Japón en el tratamiento de los enfermos sometidos a terapia contra el cáncer [2].

Propiedades

La codonopsis es una hierba muy reputada en China, que presenta las siguientes propiedades medicinales:

• Es un gran tónico, que eleva la energía vital de un modo suave y sostenido. Junto al ginseng y el astrágalo, es una de las principales hierbas fortificantes de la farmacopea tradicional china. Por este motivo, sirve para incrementar la resistencia en períodos de cansancio, pero por su propia suavidad, se puede tomar durante largos períodos de tiempo sin ningún contratiempo [3].

- Es muy útil a la hora de incrementar el número de glóbulos rojos en la sangre, por lo que es útil en los casos de anemia y cansancio crónico. Las mujeres que han sufrido pérdidas importantes de sangre por causa de hemorragias vaginales pueden encontrar en esta planta una buena aliada [4].

- Posee favorables efectos sobre el sistema inmunitario, mejorando la resistencia inespecífica a diversas enfermedades. Tiene un efecto similar al interferón y puede ser útil en el tratamiento de diversas enfermedades de origen vírico. De hecho, esta es una de las plantas que se emplean como complemento en diversos tratamientos contra el VIH (virus del sida) [5].

- Ayuda en los casos de insuficiencia respiratoria, permitiendo que los pulmones tengan mayor energía e incrementando el volumen de aire que entra en el organismo tras cada inspiración [6].

- Es eficaz en los procesos digestivos dificultosos, sobre todo cuando se tiene una persistente sensación de pesadez en el estómago [7].

- En China se usa esta planta para dar energía a los niños, fortaleciendo su musculatura y los aparatos digestivo y respiratorio. La suavidad de la codonopsis permite que sea administrada libremente a los pequeños, aunque nosotros no recomendamos este uso infantil si no es a pequeñas dosis o bajo control médico [8].

Quién debe tomarla

La codonopsis es muy apropiada para los siguientes colectivos:

- Personas aquejadas de cansancio crónico, sobre todo si este cansancio tiene un origen más físico que mental.

- Trabajadores sometidos a prolongados periodos de trabajo físico intenso, aunque no estén cansados. La codonopsis está especialmente indicada para estas personas, ya que pueden tomarla de un modo prolongado, sintiendo sus suaves efectos de una manera continuada.
- Enfermos con problemas de anemia o que han sufrido importantes pérdidas de sangre.
- Pacientes con un bajo nivel inmunitario, que padecen frecuentes enfermedades del tracto respiratorio.
- Personas con problemas digestivos, sobre todo si estos problemas cursan con pesadez de estómago.

Parte utilizada
Se aprovechan las raíces de la planta que cuenten al menos cuatro años de edad.

Dosificación
La dosis habitual de esta planta varía entre los 10 y los 15 gr. de raíz al día. Se puede consumir en polvo, distribuida en varias tomas al día, o en tres infusiones. También es muy apropiado mascar la raíz, pues es muy flexible y de agradable sabor [9].

Precauciones
Prácticamente es una planta libre de efectos secundarios, gracias a sus suaves efectos. De este modo, se puede consumir durante períodos prolongados sin riesgo para la salud. En cualquier caso, y debido a su contenido en azúcares, no la recomendamos a los diabéticos.

Dong Quai
(*Angelica sinensis*)

Aliado de la mujer

La angélica de China, conocida habitualmente con el nombre de *Dong Quai*, es una hierba muy importante de la farmacopea oriental. Se trata de una planta de la familia de las umbelíferas, y aunque es pariente directa de la angélica europea (*Angelica archangelica*), presenta algunas propiedades especiales que explican su importancia para la medicina tradicional china.

Algunos de los nombres con los que fue conocida en el pasado, dan cuenta de su preeminencia sobre las demás plantas. De este modo, se proclamaba al dong quai como "ginseng de la mujer", "soberana de todas las hierbas femeninas" o "emperatriz de las hierbas".

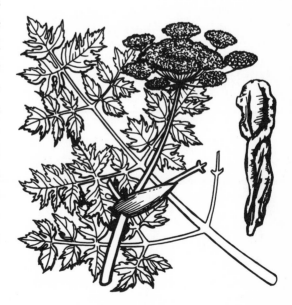

El dong quai es una planta perenne que crece naturalmente en zonas húmedas, en barrancos umbríos, al borde de los ríos o en los prados donde no reciba demasiada luz solar. No tiene preferencias en cuanto a suelos, y se eleva hasta una altura que oscila entre los 70 cm. y el metro.

Su raíz es delgada y con pequeñas ramificaciones, de color marrón oscuro. El tallo es hueco, lo que es una característica común a todas las variedades de angélica. Las hojas de esta planta son compuestas, formadas por tres foliolos de forma muy irregular. Las flores del dong quai son de color verde-amarillento, y como corresponde a una planta de su familia, se desarrollan en ramos terminales con forma de paraguas (de ahí su adscripción al grupo de las "umbelíferas"). Se trata de flores hermafroditas, lo que permite la autofecundación de la planta. Estos ramilletes florales son muy similares a los que se producen en otras plantas como el apio, el anís o el comino. El dong quai florece desde mayo hasta agosto, dando lugar a semillas pequeñas, que se dispersan para dar lugar a nuevas plantas.

Esta hierba se encuentra de modo natural en el centro de China, aunque actualmente se cultiva en todo el mundo debido a sus propiedades medicinales.

Del dong quai se aprovecha sobre todo la raíz. Ésta se recolecta cuando la planta tiene al menos un año de vida, pues es a partir de este momento cuando empieza a acumular los principios activos que la harán útil. Esta parte de la planta desprende un aroma peculiar, suave y levemente picante, lo que explica su uso en determinados platos de la cocina china.

Para su uso medicinal, las raíces se arrancan con cuidado y a continuación se limpian de tierra. Luego se secan para poder ser almacenadas y distribuidas de distintas formas en los herbolarios y centros de salud. Las mejores raíces son aquellas que desprenden un aroma fuerte y fresco, lo que indica que poseen un alto porcentaje de aceites volátiles.

Principios activos

La angélica china contiene diversos principios activos entre los que podemos destacar la elevada presencia de aceites esenciales ricos en safrol y carvacrol. También posee cumarinas y flavonoides. Las cumarinas son, con diferencia, los principios activos fundamentales del dong quai, ya que son sustancias que producen importantes efectos sobre el sistema sanguíneo [1].

Propiedades

A continuación detallamos las principales propiedades de esta hierba:

• El dong quai es muy útil en el tratamiento de todos los problemas de la sangre. Es un tónico de primer orden y está especialmente indicado en los casos de anemia. Gracias a esta angélica, los glóbulos rojos aumentan su número e incrementan su eficacia a la hora de transportar oxígeno y nutrientes a todas las células del cuerpo. Este efecto se traduce en una mayor sensación de energía y en un aprovechamiento más eficaz de los alimentos [2].

• Para la mujer, esta planta es uno de los mejores remedios a la hora de tratar problemas relacionados con la menstruación, tales como reglas irregulares, demasiado escasas, dolorosas o con sangrado abundante. Hay que tener en cuenta que en muchas ocasiones, estos trastornos se producen en momentos de tensión nerviosa, sea por causas laborales o emocionales, y provocan grandes molestias. En otros casos, los problemas menstruales tienen otro origen, que debe ser estudiado médicamente. Pero sea cual sea la causa, esta planta de tan baja toxicidad representa la mejor ayuda para ayudar a superar los problemas de la regla y es un adaptógeno de primer orden para el género femenino [3].

- Las mujeres que están sufriendo algunos de los trastornos asociados con la menopausia pueden recurrir también a esta angélica. En estos casos es muy recomendable hacer curas periódicas, por ejemplo de un mes, seguido de otro de descanso [4].

- Regula el tono cardiaco, reduciendo los problemas de arritmia y moderando la tensión arterial. El corazón funciona con más fuerza, pero de un modo más sostenido, lo que mejora inmediatamente todo el sistema circulatorio [5].

- Tiene una discreta acción antibacteriana y analgésica, por lo que es útil en el tratamiento de infecciones o dolores corporales. En este aspecto, debe utilizarse en combinación con otras plantas que refuercen la inmunidad o que tengan un efecto calmante más acusado [6].

- Es antiespamódica, por lo que puede ser útil en algunos calambres abdominales, sean de carácter intestinal o uterino. Este efecto se relaciona también con su capacidad de curar algunos de los síntomas del llamado "síndrome premenstrual" (PMS) [7].

Quién debe tomarlo

El dong quai es una planta muy indicada para la mujer, pero su espectro de acción no sólo se centra en el sexo femenino, sino que se amplía a los siguientes grupos humanos:

- Mujeres con molestias periódicas debidas a la menstruación, tanto si es de origen orgánico como si vienen provocadas por tensiones psicológicas o emocionales.

- Mujeres que han seguido un tratamiento anticonceptivo (la "píldora") y han tenido problemas hormonales.

- Mujeres en el periodo de la menopausia, sobre todo si padecen sofocos.

- Personas cansadas, con problemas de anemia o falta de energía. Para ellas, el dong quai es un tónico excelente, que les permite sentirse más enérgicos y vitalistas.

- Enfermos con dificultades coronarias, afectados de arritmia o con una débil circulación de la sangre.

- Personas con dolorosos calambres abdominales, excepto si esos calambres vienen acompañados de diarrea.

Parte utilizada

Se utilizan las raíces del dong-quai que tengan al menos un año de antigüedad.

Dosificación

Polvo de planta. Tomar de 3 a 4 gr. de polvo al día distribuido en 3 tomas. Mezclarlo con agua o zumos de fruta.

Tisana. Preparar una decocción a base de una cucharada de planta por taza de agua hirviendo. Dejar hervir unos 10 minutos y reposar durante al menos un cuarto de hora. Tomar dos o tres tazas al día con las principales comidas.

Tintura. Tomar 20 gotas tres veces al día. Diluir la tintura en un vaso de agua [8].

Precauciones

El dong quai es una hierba no recomendable para las mujeres embarazadas o lactantes y debe evitarse en estos períodos. Las personas con piel muy blanca pueden sufrir quemaduras solares cuando están tomando esta planta, ya que es muy rica en un compuesto fotosensible denominado furocumarina. De este modo, las personas con piel delicada deben evitar exposiciones prolongadas a la luz solar y, si es necesario, reducir las dosis o suprimir el consumo de esta planta. Por otra parte, el dong quai puede tener un ligero efecto laxante, que no debe ser molesto para el común de las personas, pero que puede incrementar las molestias de aquellos que padecen diarreas repetidas.

Eleuterococo

(*Eleutercocus senticosus*)

El adaptógeno para todos

El eleuterococo es un arbusto de hoja caduca que crece en zonas de Siberia y del Norte de China (provincias de Shansi y Hopei). Pertenece a la familia de las araliáceas, y es por tanto, pariente cercano de la aralia y del ginseng. No en vano, también se conoce a este árbol con el nombre de "ginseng siberiano", lo que da una idea aproximada de cuáles son sus cualidades fundamentales.

Pero cuidado, esta denominación popular no debe llevarnos a engaño. El eleuterococo no es una mera copia siberiana del ginseng coreano, o un pobre sucedáneo de éste, como algunos han defendido erróneamente en el pasado. El eleuterococo posee características

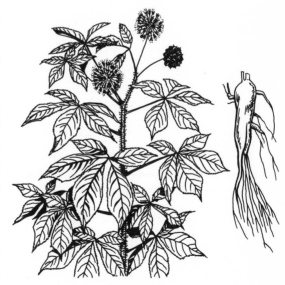

propias que lo convierten en una hierba muy importante y valiosa, y es un complemento perfecto para el ginseng, como veremos más adelante.

Botánicamente, sabemos que la familia cercana del eleuterococo comprende unos cincuenta árboles y arbustos asiáticos. El propio eleuterococo es un arbusto de unos tres metros de altura, que puede crecer en suelos húmedos en linderos de bosques y caminos. Sus ramas tienen cierta semejanza con las de la caña común, creciendo rectas desde la base. Las hojas se presentan en ramilletes de tres o cinco foliolos, finamente serradas, y nacen de un punto común, que en algunas variedades presenta una espina curvada en su base.

El eleuterococo florece al final de la primavera, en ramilletes a modo de paraguas con flores de color verde-blanquecino en donde luego se producen unos frutos de color negro.

La parte de la planta que se emplea con fines medicinales es su gruesa raíz, como sucede con su pariente coreano. Generalmente, la mejor raíz es aquella que procede de árboles con más de doce años de vida, ya que es la que concentra una mayor cantidad de principios activos. Estas raíces se recolectan en el otoño en zonas boscosas de Rusia y se presentan en el mercado a un precio más asequible que el del ginseng rojo de Corea.

La investigación sobre esta planta comenzó en la extinta Unión Soviética hace más de treinta años. Como resultado de estos estudios, el eleuterococo pasó a formar parte de la dieta de los deportistas soviéticos de alto nivel, deportistas que durante muchos años estuvieron en la élite mundial dentro de sus respectivas especialidades.

Por otro lado, también se empleó como complemento alimenticio en la dieta de los astronautas rusos, que como es sabido han pulverizado repetidamente todos los records de permanencia humana en el espacio. Esta planta se ha utilizado y se utiliza actualmente tanto en su exigente fase de entrenamiento como en su período de trabajo en las estaciones espaciales.

De este modo, la capacidad del eleuterococo para mejorar la resistencia física y mental, ha sido demostrada en las condiciones más adversas que pueda afrontar el ser humano, en un medio ambiente completamente hostil y bajo exigencias físicas y de concentración extremas.

Principios activos

La raíz de eleuterococo contiene un grupo de principios activos fundamentales, conocidos como eleuterósidos. Estas sustancias regulan el metabolismo corporal y tienen un claro efecto adaptógeno. Sus efectos se notan de un modo gradual pero efectivo, mejorando la resistencia del organismo, favoreciendo la respuesta inmunitaria e incrementando la capacidad mental.

El eleuterococo de mejor calidad contiene no menos de un 0,3% de eleuterósidos [1].

Propiedades

Entre las valiosas propiedades medicinales del eleuterococo podemos destacar las siguientes:

- El eleuterococo es un tónico físico de primera magnitud, que permite aumentar nuestras energías de un modo gradual y efectivo. A diferencia del ginseng coreano (*Panax ginseng*), el eleuterococo contiene principios similares a las hormonas femeninas, por lo que esta planta es conocida en ocasiones como el "ginseng de las mujeres". Realmente, pueden tomarla tanto hombres como mujeres con total tranquilidad, pues sus efectos son muy suaves y en ningún caso masculinizantes [2].

• En el plano mental, el eleuterococo mejora la capacidad de concentración, la memoria y el rendimiento intelectual. Es un buen estimulante del sistema nervioso central, pero de efectos suaves y sin provocar nerviosismo ni tensiones. Incrementa la capacidad de reacción ante los estímulos, mejorando la velocidad de respuesta y los reflejos. Además, ayuda a mejorar la visión nocturna y mejora la capacidad perceptiva de todos los órganos [3].

• Sus efectos reforzantes son beneficiosos en casos de depresión leve, sobre todo si ésta viene motivada por un desfallecimiento físico o mental o por el exceso de responsabilidades [4].

• Posee interesantes propiedades inmunoestimulantes. Esta planta ayuda a mejorar la respuesta inmunitaria no específica, es decir, el mecanismo fisiológico que nos ayuda a luchar contra todo tipo de infecciones [5].

• Mejora la circulación sanguínea, no sólo en el cerebro, sino en todo el organismo. Además, reduce el nivel de colesterol en sangre y reduce la tensión sanguínea [6].

• Ejerce un suave y benéfico efecto sobre las glándulas sexuales masculinas, sobre todo en la próstata y las vesículas seminales, incrementando la fertilidad en el hombre [7].

• Mejora el funcionamiento de las glándulas endocrinas, y es por tanto muy favorable para las personas que padecen de diabetes [8].

• Una de las grandes virtudes de esta planta, es que en muchas ocasiones su efecto es tan suave, que da la impresión de que no actúa en absoluto. La persona mejora sus energías y su ánimo de un modo que parece muy natural. Y realmente es natural, ya que el eleuterococo nos permite aprovechar mejor nuestros propios recursos, incrementando el rendimiento sin forzar nuestro organismo. De este modo, tenemos más energía, pero sin sentir ningún tipo de excitación, estrés o nerviosismo. Para darse cuenta del valor de esta planta, tan poderosa y al mismo tiempo tan humilde, tendremos que mirar hacia atrás en el tiempo y ver cómo estábamos antes de tomarla y cómo estamos después de un período de consumo. Sólo entonces se apreciará la fuerza sutil pero poderosa de este regalo siberiano [9].

Quién debe tomarlo

Sin duda, hay un gran número de personas que pueden beneficiarse de las virtudes de esta hierba:

- El eleuterococo es el primer y más eficaz adaptógeno para la mujer. Sus compuestos, tan similares a las hormonas femeninas, hacen que esta planta sea perfectamente tolerada por el organismo, proporcionando energía y claridad mental para enfrentar las tareas cotidianas, tanto en el trabajo como en el hogar.

- Los hombres también pueden beneficiarse de sus efectos, pues tiene una discreta acción afrodisíaca, que se nota a mediano y largo plazo. Por este motivo está indicado en casos de impotencia sexual leve, especialmente si es de carácter ocasional y asociada al cansancio físico. Ciertamente, sus efectos no son espectaculares a corto plazo, pero empleado con paciencia, durante un par de meses como mínimo, tiene cualidades extraordinarias y más permanentes que las de otras plantas. Así que aquellos hombres que han disfrutado de una vida sexual plena en el pasado, y que por razones coyunturales notan una falta de deseo, pueden utilizar esta planta como un remedio eficaz y suave para mejorar sus problemas.

- Las personas que quieran estar despiertas y atentas, pero sin sentir la excitación y el nerviosismo que a veces produce el ginseng, tienen en esta planta a su mejor aliada.

• En las depresiones leves, sobre todo si vienen causadas por un exceso de trabajo o por responsabilidades abrumadoras, el eleuterococo recupera las energías y la ilusión perdidas.

Parte utilizada

Se aprovechan las raíces del eleuterococo. Cuanto mayor sea su edad, mejor será su calidad y su precio.

Dosificación

Tisana. Hacer por la mañana una decocción a base de una cucharadita de raíz seca por taza de agua. Dejar hervir cinco minutos y reposar tapada hasta el mediodía. En ese momento, se cuela y se bebe fría. Si el sabor es desagradable, se puede endulzar con miel.

Cápsulas. Tomar una o dos cápsulas, dos veces al día, preferentemente entre la mañana y el mediodía (cápsulas de 250 mg.).

Extracto seco. De 0,2 a 1 gr. al día, mezclados con agua o zumos.

Extracto fluido. Tomar una cantidad máxima de 100 gotas al día disueltas en un vaso de agua en dos o tres tomas.

Tintura. Media cucharadita disuelta en un vaso de agua o zumo, dos veces al día [10].

Precauciones

Realmente esta es una planta con un grado de toxicidad muy bajo. En todo caso, las personas con problemas de hipertensión o cardiacos deben evitar su consumo. También se recomienda no tomar esta planta a la caída de la tarde o antes de dormir, pues puede causar insomnio. Los tratamientos no deben ser prolongados, y conviene tomar períodos de descanso cada dos meses o antes.

Equinácea

(Echinacea pupurea, E. angustifolia)

Mejora tus defensas

La equinácea es una planta natural de Norteamérica, muy conocida y reputada como medicinal entre los nativos del continente. Las tribus indígenas conocían una gran cantidad de remedios herbales, y sabemos que los Sioux, los Cheyennes, los Comanches, los Kiowa y otros grupos, ya la utilizaban a la llegada de los colonos europeos. Su uso fundamental era por vía externa, aplicándola directamente sobre las heridas para cicatrizarlas y evitar infecciones. Pero también conocían sus aplicaciones por vía interna, ya que sabían que era muy útil contra las afecciones respiratorias.

Las excavaciones arqueológicas revelan que ese uso por parte de los nativos

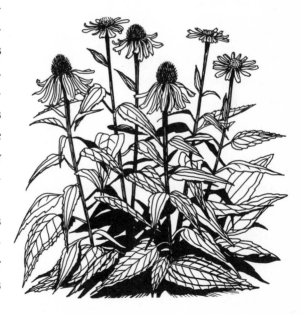

debe remontarse al siglo XVI, y probablemente es muy anterior a esa fecha. Las primeras referencias documentales sobre la equinácea aparecen en los herbarios de Clayton (1750) y Gronovius (1762). Desde muy pronto, los colonos aprendieron su uso a partir de los relatos de los nativos, pero quien popularizó la planta fue un tal C. F. Meyer, de Pawnee City en Nebrasca.

Meyer, de origen alemán, elaboró a mediados del siglo XIX un medicamento a base de lúpulo, ajenjo y equinácea que denominó el "Purificador de la Sangre del Dr. Meyer". Según decía, su remedio podía curar las mordeduras de serpiente y de todo tipo de animales venenosos, aparte de sanar enfermedades tan variadas como las hemorroides, las anginas, el cólera o el dolor de cabeza. Con este remedio aparentemente milagroso, se dedicó a recorrer los caminos del lejano oeste en busca de compradores.

Meyer, que se decía médico y no era más que un charlatán, explicaba a su público que se había dejado morder por una serpiente de cascabel para probar la eficacia de su remedio. Como prueba fehaciente de sus palabras, mostraba una serpiente de más de dos metros a su concurrencia, para que ésta mordiera a cualquier voluntario y probar así la eficacia de su bálsamo milagroso. Como es de esperar, nadie se atrevía a dudar de su palabra.

Los primeros estudios científicos sobre esta planta fueron realizados a principios del siglo XX por el doctor King, una de las mayores autoridades en medicina natural, y autor de un clásico sobre la materia, el *King's American Dispensatory*. Un contemporáneo suyo, el doctor Hayes realizó más estudios que corroboraron su eficacia en el tratamiento del resfriado, el reumatismo, el cólera y las infecciones en general. Con la llegada de los antibióticos en la década de 1930 se la empezó a relegar, y sólo ha sido recuperada a partir de 1970, a medida que se han redescubierto sus efectos benéficos, menos peligrosos que los de los medicamentos de síntesis.

Existen varias especies de equinácea, aunque realmente no se puede decir que haya grandes diferencias curativas entre unas y otras. Actualmente, las equináceas que se comercializan pertenecen a dos especies principales, *Echinacea purpurea* y *E. angustifolia*. Todas las equináceas son plantas compuestas, es decir, sus inflorescencias están formadas por múltiples flores diminutas reunidas en una cabeza, como sucede con los girasoles. Alrededor de esta cabeza floral surgen unos falsos pétalos, que no son otra cosa que hojas coloreadas, que en el caso de la equinácea presentan una tonalidad violácea.

La equinácea es una hermosa planta de jardín, que alcanza una altura de hasta 1 m. y que puede ser perenne en zonas templadas, o bien anual en las más frías. Tal como indica su nombre, la equinácea púrpura presenta un color rosa-púrpura en su floración, además de poseer sépalos anchos. En cambio, la *Echinacea angustifolia* tiene hojas angostas, es decir, estrechas, aparte de que su flor es más clara. Las dos variedades de esta planta se conocen en Estados Unidos con el nombre de *cone-flower*, por la forma cónica que adopta su flor cuando los pétalos se inclinan hacia abajo. Por otro lado, el término "equinácea" deriva del latín *echinos* (erizo) debido a que su flor tiene un leve parecido con el erizo que enseña sus púas. La flor es dura al tacto, pero no espinosa y se trata sin duda de una inflorescencia muy llamativa, dado su vivo color y su tamaño (hasta quince centímetros de diámetro).

Los principios activos de la equinácea se encuentran en toda la planta, pero especialmente en su raíz y en menor medida en la flor. Generalmente, la planta se recolecta cuando está en plena floración, ya que es el momento en que sus cualidades curativas son mayores. Esta planta se seca a la sombra, y despide un característico olor a madera húmeda.

Principios activos

Aunque los principios activos de la equinácea son bien conocidos, aún no está totalmente claro cómo actúan y se combinan para hacer de esta planta una de las más eficaces para reforzar nuestro sistema inmunitario. En cualquier caso, entre sus componentes mejor conocidos podemos destacar dos:

- Echinacina y echinacósido. Son los principales componentes medicinales, y parecen tener una clara acción antibacteriana. Se trata de suaves antibióticos naturales que impiden que las bacterias produzcan la enzima hialuronidasa. Esta molécula es la "llave" que permite a los agentes infecciosos poder atacar impunemente a nuestras células. La echinacina tiene un efecto similar a la penicilina, pero sin los efectos secundarios que son tan comunes a los antibióticos químicos. Por otro lado, esta sustancia, en combinación con otras, parece responsable del incremento y la activación de células protectoras (glóbulos blancos).

- Aceites esenciales. Probablemente estos aceites estén también relacionados con la acción bactericida de la equinácea [1].

Propiedades

La principal cualidad de la equinácea consiste en su gran poder para reforzar el sistema inmunitario. De hecho, se considera que es la planta más eficaz en esta tarea, y por eso se está estudiando su potencial para combatir el sida (síndrome de inmunodeficiencia adquirida). En nuestra vida cotidiana, podemos encontrar en esta planta un gran aliado para incrementar la cantidad de células inmunitarias. Se ha comprobado que aumenta el número de linfocitos-T y refuerza la actividad de los glóbulos blancos, las células encargadas de "comerse" a los virus y bacterias que atacan nuestro organismo en los momentos de cansancio o debilidad. Algunos investigadores asemejan su acción a la del interferón, una molécula defensiva natural que secretan las células atacadas por virus [2].

• La equinácea es una planta con grandes propiedades antibacterianas, antivíricas y antifúngicas, por lo que se puede aplicar por vía externa o interna para tratar cualquier infección de bacterias, virus u hongos. Es especialmente eficaz en las infecciones de las vías respiratorias y en problemas ginecológicos como la candidiasis (infección vaginal por hongos) [3].

• En heridas de todo tipo, incluyendo cortes, quemaduras, ulceraciones, lesiones deportivas, la equinácea nos ayuda a desinfectar los tejidos dañados, mejorando la cicatrización natural [4].

• En las enfermedades cutáneas, tales como eccemas, dermatitis, foliculitis o herpes, la equinácea acelera la regeneración de los tejidos, reduciendo el dolor y la inflamación asociadas a estos males. Por otro lado, no hay que olvidar que algunas de estas enfermedades se pueden agravar por cuestiones de tipo psicológico, como el estrés, la ansiedad o la depresión [5].

• Sus propiedades anti-inflamatorias hacen que esta planta sea muy útil en los tratamientos contra el reumatismo y la artritis, ya que los mismos principios activos que ayudan a proteger los tejidos de infecciones, permiten un mejor funcionamiento de las articulaciones. Por otro lado, parece tener una leve cualidad antitérmica, ya que promueve la sudoración, que es el método natural de reducir la fiebre [6].

Quién debe tomarla
La equinácea es una planta muy indicada para distintos tipos de personas:

• Trabajadores que estén viviendo un período prolongado de estrés o cansancio físico. Estos esfuerzos producen una gran disminución de las defensas inmunitarias, y no es extraño que a la menor oportunidad se produzcan enfermedades infecciosas, por lo que el uso de la equinácea está aquí especialmente indicado.

- Cualquier persona en la temporada de otoño-invierno, para prevenir las infecciones de las vías respiratorias (catarros, resfriados, faringitis, bronquitis, etc.).

- Enfermos en período de convalecencia, para recuperar su maltrecho sistema inmunitario.

- Individuos de edad avanzada o que padezcan de enfermedades en las articulaciones.

Parte utilizada

Generalmente se utiliza la raíz de la equinácea, y en menor medida, sus flores.

Dosificación

La equinácea se puede tomar tanto de manera preventiva como curativa. Según las últimas investigaciones sobre esta planta, su eficacia aumenta si se toma de manera discontinua, es decir, alternando períodos de dos semanas de consumo con una semana de descanso. Si la enfermedad no se ha declarado, y simplemente estamos pasando por una época de cansancio y exceso de trabajo, se reducirán las siguientes dosis a la mitad:

Aplicación directa. Es muy interesante poder disponer de la hierba fresca, y dado que su cultivo no tiene ninguna dificultad, no hay razón para que quienes posean un jardín no la planten. La planta fresca se machaca ligeramente y se aplica directamente en heridas o zonas infectadas. A continuación, se cubre con una venda. También se puede recurrir a unas gotas de tintura diluida en un poco de alcohol o agua. Mojar una compresa en este líquido y aplicar directamente.

Tisana. Hacer una decocción con una cucharadita de planta por taza de agua. Dejar hervir cinco minutos y reposar hasta que esté a temperatura agradable. Se toman tres tazas al día. Si el sabor es desagradable, se puede endulzar con un poco de miel.

Cápsulas o comprimidos. De 300 a 500 mg. (una o dos cápsulas), tres veces al día. Comprobar en la etiqueta el contenido de cada cápsula.

Jarabe. De una a tres cucharadas al día en jarabes con un 5% de extracto fluido.

Extracto fluido. De 15 a 30 gotas, dos veces al día disueltas en un vaso de agua.

Tintura. Tomar 50 gotas dos veces al día disueltas en un vaso de agua.

Extracto seco. De 150 a 300 mg. al día [7].

Precauciones

La equinácea presenta muy pocas contraindicaciones y ya que, como se ha indicado, es más eficaz en curas intermitentes que en tomas prolongadas, es muy poco probable que provoque algún problema. En todo caso, deben abstenerse de su consumo las mujeres embarazadas o en período de lactancia, y se debe evitar su administración a los bebés. Quienes padezcan graves trastornos hepáticos deben consultar con su médico antes de consumirla. Algunas personas reportan un incremento de la salivación durante las curas, en cuyo caso conviene reducir las dosis.

Ginkgo
(*Ginkgo biloba*)

El amigo del cerebro

El ginkgo es un árbol excepcional. Nativo del este de China, junto al río Yangtze, se le considera un auténtico fósil viviente. De hecho, es la especie arbórea más antigua que vive actualmente sobre la Tierra, pues lleva más de 200 millones de años entre nosotros, nada menos que desde la época de los dinosaurios. En realidad, la especie que actualmente conocemos no es sino la única superviviente de una extensa familia de al menos 15 variedades, que poblaba nuestro planeta antes de la última glaciación. De todos aquellos ginkoales sólo quedan registros fósiles en las rocas, y por supuesto, el *Ginkgo biloba*, aún vivo entre nosotros.

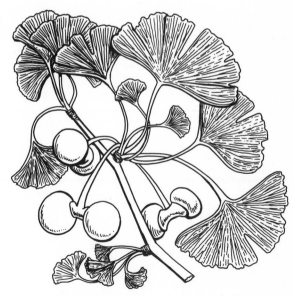

Su nombre proviene de dos palabras japonesas, *gin* (plata) y *kyo* (albaricoque), que hacen referencia a sus frutos de color blanquecino-amarillento. Aunque esta fruta no debe ser consumida, por ser levemente tóxica, en China aprovechan su hueso para tostarlo y luego comerlo como una golosina. De todos modos, el fruto del ginkgo (cuyo aspecto presenta una sospechosa similitud con el cerebro humano) adquiere un olor nauseabundo al madurar, lo que disuade a cualquiera que desee consumirlo fresco.

El ginkgo es un árbol de hoja perenne, muy longevo y resistente. Se estima que algunos ejemplares pueden llegar a vivir más de mil años, e incluso existe uno que sobrevivió a la explosión de la bomba atómica en Hiroshima. De hecho aún puede visitarse muy cerca del punto cero donde se produjo la deflagración.

La introducción del ginkgo en Europa se produjo en el siglo XVIII, como producto del comercio de los navegantes holandeses, y actualmente se cultiva de modo generalizado en las grandes ciudades, pues es la especie que mejor resiste la contaminación de las calles. Su cultivo es también muy común en el lejano oriente, especialmente en China, Tailandia, Malasia, Corea y Japón.

Entre los ginkgo existen dos sexos, así que podemos encontrar árboles macho y hembra. Usualmente, en las ciudades sólo encontraremos ejemplares masculinos, pues los femeninos producen gran cantidad de fruta que, al caer sobre las aceras, se pudren y provocan resbalones y accidentes entre los transeúntes.

Este magnífico árbol puede alcanzar los 40 metros de altura. Presenta gruesas hojas en forma de abanico, formadas por dos lóbulos que dan el sobrenombre de biloba a esta especie. Estas hermosas hojas que masticaron los dinosaurios, son tan preciadas que fueron utilizadas como moneda en la China antigua. Precisamente, estas hojas son la parte más interesante de este árbol, pues es en ellas donde se encuentran sus principios activos.

Las hojas del ginkgo se recolectan en el otoño. Posteriormente se trocean y se secan, dando lugar a las distintas presentaciones comerciales: planta suelta, cápsulas, comprimidos, extracto seco o fluido y tintura alcohólica. Estas presentaciones se encuentran fácilmente en cualquier herbolario y en las farmacias que expenden plantas medicinales.

Principios activos

Las hojas del ginkgo contienen dos tipos de principios activos:

- Ginkgoflavonoides, que ayudan a mejorar la circulación periférica de la sangre y favorecen la oxigenación cerebral.

- Lactonas terpénicas, que reducen la fragilidad capilar y disminuyen los radicales libres, responsables del envejecimiento celular.

La acción terapéutica de esta planta se alcanza cuando se consigue un GBE (extracto seco mezclado con polvo de la misma planta) que contenga al menos un 24% de ginkgoflavonoides y un 6% de lactonas terpénicas. Esta proporción es una medida estándar adoptada en 1950. Con excepción de la planta suelta, todos aquellos productos que contengan ginkgo deben indicar los porcentajes de estos compuestos [1].

Propiedades

Desde hace 4.000 años, la medicina tradicional china ha venido usando al ginkgo para curar la tos, el asma, los trastornos urinarios y la tuberculosis. Actualmente sabemos que el ginkgo posee múltiples propiedades, basadas principalmente en su efecto benéfico sobre la circulación sanguínea y que vienen refrendados por más de un millar de estudios científicos publicados hasta la fecha. Entre sus virtudes podemos destacar las siguientes:

• Mejora de la circulación cerebral. Las hojas del ginkgo hacen que la sangre sea más fluida y que pueda transportar más cantidad de oxígeno. Estos efectos se notan especialmente en el cerebro, que consume el 20% del oxígeno que respiramos. El ginkgo incrementa el rendimiento intelectual, especialmente la capacidad de concentración, reduciendo notablemente la fatiga en períodos de estrés mental. Además, algunos de sus compuestos facilitan el aprovechamiento de glucosa por parte del cerebro, incrementando su actividad eléctrica, y por tanto su funcionamiento [2].

• Detiene el deterioro cerebral asociado a la edad. Una de las mejores noticias del ginkgo consiste en su aplicación en el tratamiento del Alzheimer y la demencia senil, según ha reconocido recientemente la A.M.A. (American Medical Association). También es útil para prevenir el deterioro natural de nuestra mente en la tercera edad. Actuando contra los radicales calibres, esta planta retrasa el envejecimiento de las células cerebrales. Así, se ha demostrado que retrasa el deterioro mental de los ancianos e incrementa considerablemente la calidad de vida de las personas afectadas, ya que mejora el humor, la capacidad de reacción, la sociabilidad y la eficiencia intelectual [3].

• Incremento de la memoria. Como consecuencia natural de su efecto vigorizador de la mente, el ginkgo mejora la memoria, tanto a corto como a largo plazo. En un estudio reciente se ha demostrado que la ingesta de ginkgo durante sólo 5 días mejoró la capacidad memorística de los sujetos analizados en un 25% [4].

• Prevención y recuperación de enfermedades cardiovasculares. Al inhibir la agregación de plaquetas, el ginkgo reduce las posibilidades de padecer una embolia o un infarto de miocardio, logrando que las arterias sean más flexibles y sanas. Esta planta es por tanto un excelente preventivo para aquellas personas que presenten factores de riesgo como pueden ser el tabaquismo, colesterol elevado o condiciones de vida estresantes. Por otro lado, esta planta es una gran ayuda para aquellas personas que han padecido alguna de estas enfermedades y se hallan en el difícil período de recuperación, ya que ayuda a recuperar los tejidos dañados. Los componentes antiplaquetarios del ginkgo son tan eficaces que actualmente se experimenta su uso para evitar el rechazo de los órganos trasplantados [5].

• Reduce algunos tipos de migraña. Entre las diversas causas que provocan el dolor de cabeza se encuentra la mala circulación cerebral, por lo que las hojas de este árbol pueden producir mejoras significativas en algunas personas aquejadas de este mal [6].

• Elimina el vértigo de origen circulatorio. Esta enfermedad está centrada en el oído, provocando molestos zumbidos (acufenos) que pueden venir causados por una pobre oxigenación de este órgano. El ginkgo ayuda a reducir los mareos y elimina los molestos ruidos en el oído [7].

• Tratamiento de los problemas de circulación periférica. El ginkgo ha demostrado su eficacia en la reducción de las varices, hemorroides y flebitis. También reduce otras molestias asociadas, como el hormigueo en piernas y brazos. Para esta indicación es conveniente asociar a esta planta con el Castaño de Indias [8].

• Tratamiento de los trastornos circulatorios asociados a la diabetes. Esta planta puede mejorar la circulación periférica en los ojos como en los órganos sexuales, órganos que suelen sufrir un grave deterioro en algunos tipos de diabetes [9].

• Prevención del asma. Al reducir la formación de plaquetas, se mejora la calidad de vida de los asmáticos, ya que estas células están implicadas en la constricción de los bronquios que es previa al ataque asmático. En cualquier caso, hay que aclarar que el ginkgo sólo es eficaz en la prevención, dejando de ser útil cuando el ataque asmático ha comenzado [10].

Quién debe tomarlo

Sus propiedades mentales la hacen adecuada para los siguientes grupos de población:

• Mayores de 50 años, aunque se encuentren en perfecto estado de salud, tomándolo en cantidades moderadas y de modo discontinuo, por ejemplo, haciendo dos curas anuales de un mes de duración [11].

• Individuos de cualquier edad con antecedentes familiares de Alzheimer o demencia senil, también en tratamientos preventivos.

• Personas que deban realizar grandes esfuerzos mentales: estudiantes, profesores, abogados, analistas, informáticos, científicos, escritores, etc.

• Aquellos individuos propensos o convalecientes de enfermedades cardiovasculares.

• Aquellos que sufran de varices, asma, diabetes o jaquecas pueden también obtener alguna mejoría gracias a esta planta, siempre en combinación con su tratamiento médico.

Parte utilizada

Del ginkgo se aprovechan las hojas, que se recogen en el otoño.

Dosificación

Tisana. Verter una cucharada de hojas trituradas por taza de agua. Dejar hervir 5 minutos. Mantenerla tapada y en reposo hasta que esté a la temperatura adecuada para su consumo. Si el sabor es desagradable al paladar, endulzar con un poco de miel. Tomar dos o tres tazas al día con las principales comidas.

Cápsulas o comprimidos. De 2 a 6 cápsulas al día repartidas entre el desayuno y el almuerzo. Tomarlas con un gran vaso de agua.

Extracto fluido. Entre 15 y 30 gotas disueltas en un vaso de agua cada 8 horas.

Extracto seco estandarizado. 300 mg. cada 8 horas.

Los efectos benéficos del ginkgo se notan entre las 3 y las 12 semanas de su consumo, dependiendo de las dosis y de la propia constitución física [12].

Precauciones

Generalmente, esta planta no suele presentar efectos adversos. En cualquier caso, deben abstenerse de su consumo las embarazadas y las mujeres durante el periodo de lactancia, ni se debe administrar a niños menores de dos años. Deben consultar con su médico aquellos pacientes tratados con anticoagulantes o que presenten riesgo de sufrir hemorragias cerebrales. En algunos casos, la planta puede producir efectos secundarios, tales como dolor de cabeza, molestias gástricas, mareos o dermatitis. Estos efectos son realmente muy raros, pero si se producen basta con suprimir el consumo.

Ginseng
(*Panax ginseng*)

El rey de los adaptógenos

El ginseng es, sin lugar a dudas, el rey de las plantas adaptógenas, siendo la más conocida y valorada entre las hierbas de este grupo. El origen de esta planta es asiático, y crece de modo natural en diversas zonas de Corea, Siberia y China, sobre todo en la región de Manchuria.

Botánicamente, el ginseng es una planta araliácea, encontrada de modo natural en zonas muy boscosas y umbrías, aprovechando suelos vírgenes, ricos en humus. Es una planta perenne, crece de forma muy lenta y es muy sensible a ciertos cambios ambientales.

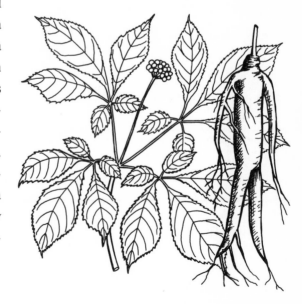

Su tallo único surge directamente desde la raíz, y tiene una altura que no supera los 50 cm. Este tallo es de color verde, es redondo, esponjoso y con tonalidades rojizas. Las hojas surgen al final de él y se presentan de forma compuesta, en grupos de hasta cinco foliolos serrados. Las flores, que aparecen en pleno verano, son pequeñas, de color verdoso, dando lugar a frutos que son bayas de color escarlata con forma de riñón.

La raíz del ginseng puede llegar a pesar unos 200 gr., es de color blanquecino, y tiene una notable similitud con el cuerpo humano, ya que presenta un cuerpo central, grueso, semejante al tronco de una persona, del que surgen diversas raíces menores, que nos hacen pensar inmediatamente en las extremidades.

No cabe duda de que esa misma visión tuvo que sorprender a los primeros herbalistas que observaron esta planta, y no es casual por tanto que en Asia se conozca también a esta raíz con el nombre de Ren-Shen, que significa, literalmente, "raíz humana".

Aunque las referencias escritas sobre esta planta tienen una antigüedad de dos mil años, realmente el ginseng es conocido y utilizado desde mucho antes en la medicina tradicional China. Según el folklore local, la planta del ginseng nació en las montañas, en medio de un bosque de cedros, en el lugar donde un rayo golpeó sobre un arroyo cristalino evaporando el agua de modo inmediato. De este modo, se reconocía el poder de esta planta para aunar todos los elementos de la naturaleza: el agua, el fuego, la tierra, el aire y la madera. En otros cuentos, el espíritu del ginseng se presenta bajo la forma de un niño vestido con un delantal rojo, capaz de otorgar energía a quienes le tratan bien.

El gran herbalista chino Shen Nung (456-538 d.C.), explicaba en su farmacopea que el ginseng: "es un tónico para las cinco vísceras del cuerpo [corazón, pulmones, hígado, estómago y riñones], ya que aquieta los espíritus animales, estabiliza el alma, evita el temor, expulsa las energías viciadas, abrillanta la mirada y mejora la visión, abre el corazón y beneficia el entendimiento, y si se toma durante un tiempo, revigorizará el cuerpo y prolongará la vida".

En la tradición oriental se considera a esta planta como un remedio tónico de primerísimo orden, tanto para la mente como para el cuerpo, que incrementa la longevidad y mantiene el equilibrio del chi o energía universal dentro del organismo humano. Esto es muy importante, ya que según la medicina tradicional china, la enfermedad surge como consecuencia de una pérdida de equilibrio entre las energías yang (masculinas) y yin (femeninas), que todos poseemos. Si una energía crece demasiado, será siempre a costa de su contraria, generando conflictos que desembocan en todo tipo de males físicos o mentales. Determinadas plantas, como el ginseng, tienen el poder de restaurar ese balance, idea que conecta directamente con el concepto moderno de plantas adaptógenas, es decir, aquellas que son capaces de regular nuestro organismo ante los esfuerzos y las exigencias de la vida cotidiana.

El ginseng fue descrito de modo científico por el botánico ruso Carl Anton Meyer. Su nombre culto, "panax" proviene del griego *panakos* (panacea), que significa literalmente "remedio para todas las enfermedades". Este nombre proviene de la mitología griega, y se refiere a la mítica hija de Asclepios y Epión, una muchacha capaz de curar todos los males del hombre.

Por supuesto, del ginseng se aprovecha la raíz, que es la parte donde se acumulan todos sus principios activos. Como ya hemos indicado, se trata de una raíz muy peculiar, que se recolecta en el otoño en plantas de entre 3 y 10 años de antigüedad. Cuanto más vieja es la planta, mayor cantidad de principios activos posee. En Asia se trata esta raíz con vapor durante el proceso de secado, lo que le da un característico color rojo.

Plantas similares

Aunque el ginseng coreano es el más conocido en los mercados herbalistas, existen otras especies de ginseng no menos valiosas ni interesantes:

Ginseng americano (*Panax quinquefolium*). Este ginseng crece de forma silvestre en la mitad oriental del continente norteamericano, tanto en territorio de Estados Unidos como en Canadá. Fue precisamente en este país donde se descubrió por primera vez, y la historia de su descubrimiento merece ser explicada brevemente.

En 1702, un jesuita francés, el Padre Jartoux, observó el uso que hacían los habitantes de Manchuria (China) del ginseng coreano. Sus escritos, describiendo esta maravillosa planta y el lugar donde crecía, llegaron a manos de otro jesuita, el Padre Lafitau, que predicaba en Quebec (Canadá). Lafitau se dio cuenta de que el hábitat de la planta asiática era muy similar a aquel en el que él se encontraba. Razonó que podría encontrarse una planta similar en Canadá. Efectivamente, en 1716 halló esa planta, que hoy conocemos como ginseng americano.

Pronto, los comerciantes de pieles canadienses descubrieron el potencial comercial de la hierba y comenzaron a venderla en China, con fabulosas ganancias. A medida que se extendió su búsqueda, se encontraron nuevos especimenes más al sur, en territorio de los Estados Unidos.

Daniel Boone, el legendario trampero de Kentucky, hizo su fortuna en el negocio del ginseng. Aunque la verdad es que antes de empezar a ganar dinero con él, sufrió uno de los primeros desastres del comercio herbario. En 1788 acumuló doce toneladas de ginseng e intentó transportarlas en un bote a través del río Ohio. El sobrecargado bote volcó, y toda la carga se hundió en el agua. Eso sí, al año siguiente tuvo más suerte y pudo vender su valiosa mercancía.

El ginseng americano se considera más frío (yin) que el asiático, y por ese motivo, sus efectos son más suaves, lo que permite hacer curas más prolongadas. Este ginseng es altamente valorado en Asia, y se importa desde Norteamérica en grandes cantidades. De hecho, en la actualidad, el 85% de la producción norteamericana se destina a los mercados asiáticos. Como la planta salvaje está protegida por la ley, toda la producción actual en Estados Unidos viene del cultivo, especialmente en el estado de Wisconsin, donde se desarrollan las mayores plantaciones del mundo [1].

Falso Ginseng (*Panax pseudoginseng*). Esta planta crece en zonas templadas de Asia. Tiene un efecto similar al ginseng coreano aunque no es tan potente como este último. Se utilizan las raíces de más de 5 años de edad [2].

Notoginseng (**Panax notoginseng**). Natural de las provincias de Yunnan y Sichuan (China) y algunas zonas de Japón. Esta planta tiene interesantes propiedades hemostáticas. Disuelve los coágulos sanguíneos y promueve la circulación. Se puede utilizar para reducir las hemorragias severas y es seguro en dosis de 1 ó 2 gr. de planta pura en polvo [3].

Principios activos

Afortunadamente, el ginseng cultivado, tanto en América como en Asia, es de gran calidad y poco a poco va adquiriendo un precio más razonable para el consumidor, aunque aún sigue siendo bastante caro. El ginseng se encuentra actualmente en cualquier herboristería y en todas las farmacias, tanto en preparados individuales como formando parte de complejos vitamínicos o suplementos alimenticios.

Los principios activos de la raíz de ginseng poseen un conjunto de glucósidos esteroideos (ginsenósidos) que son la base de su actividad adaptógena. Además, esta planta presenta diversas saponinas, con un alto poder desintoxicante y un elevado contenido en minerales, oligoelementos, azufre, magnesio, cinc, manganeso, vitaminas del grupo B y enzimas [4].

Propiedades

Haría falta un volumen completo para señalar todas las propiedades medicinales que se han achacado al ginseng a través de los años. Hay mucho mito alrededor de esta planta, y no todo lo que se dice sobre ella es totalmente cierto. Pero como veremos a continuación, en realidad no hay necesidad de exagerar un ápice estas cualidades, pues son muchas y extremadamente valiosas:

• El ginseng es el mejor adaptógeno conocido. Aumenta el rendimiento físico en estados de gran demanda de energía. Contribuye a la producción de glucógeno por parte del hígado, lo que incrementa la fortaleza física. Es útil para reducir el cansancio muscular y tiene un efecto anabolizante natural [5].

• En el plano mental, favorece la concentración, mejorando los reflejos e incrementado la capacidad de respuesta frente a estímulos externos. Es un estimulante del Sistema Nervioso Central que ejerce una fuerte acción antihipnótica. Tomado por la mañana, ayuda a despejar la mente. La actividad cerebral se hace más clara bajo sus efectos, mejorando tanto el pensamiento abstracto como la capacidad lógica [6].

• Es un antidepresivo bastante eficaz, sobre todo en los casos de depresión leve causada por falta de energías físicas o mentales. Promueve la producción de endorfinas, las moléculas cerebrales responsables de la sensación de bienestar y felicidad [7].

• Refuerza el sistema inmunitario, característica que comparte con otras plantas adaptógenas. El ginseng es especialmente valioso para prevenir las infecciones de carácter vírico [8].

• Actúa sobre el sistema endocrino, creando cortisona de origen interno. Esta cualidad explica sus propiedades anti-inflamatorias [9].

- Potencia la creación de insulina, al tiempo que reduce los niveles de colesterol. Estas características ayudan a mejorar el comportamiento general del sistema circulatorio, ayudando a regular la tensión sanguínea [10].

- Tiene un efecto beneficioso sobre el aparato reproductor, especialmente en el caso de los hombres, por lo que es un remedio complementario muy interesante en los casos de esterilidad masculina e impotencia. El ginseng incrementa el deseo sexual de un modo paulatino, potencia la producción de espermatozoides, incrementa los niveles de testosterona (hormona masculina) y favorece la circulación sanguínea en los órganos sexuales [11].

- Retrasa algunos síntomas del envejecimiento corporal, ya que tiene una marcada acción contraria al proceso de oxidación celular. Esta circunstancia la convierte en una de las plantas a tener en cuenta al llegar a la edad madura [12].

Quién debe tomarlo

Evidentemente, el ginseng es una planta muy valiosa, que puede ser útil para diversos colectivos:

- Personas que deban hacer un trabajo físico intenso y que se notan cansados, faltos de estímulo o propensos a todo tipo de infecciones. El ginseng ayuda a estas personas a equilibrar su metabolismo, mejorando el apetito y aprovechando con más eficacia la energía de los alimentos consumidos.

- Individuos que están bajo una exigencia mental extrema: estudiantes en período de exámenes, trabajadores intelectuales, profesores o investigadores.

- Pacientes aquejados de depresión leve, sobre todo cuando ésta surge como consecuencia del estrés crónico.

- Enfermos de diabetes, por su favorable acción sobre la creación de insulina endógena.

- Pacientes con problemas de hipotensión (tensión arterial baja).

- Todos aquellos que están alcanzando la edad madura y que necesitan una inyección de energía para comenzar sus tareas cotidianas. En combinación con el ginkgo, esta planta es una de las más interesantes para las personas mayores

- Hombres que están perdiendo su potencia sexual, sea por causa de la edad o por un exceso de cansancio o de estrés. Esta planta es un eficaz complemento en muchos casos de impotencia, siempre que su origen no sea de tipo psicológico.

Parte utilizada

Se utilizan las raíces de entre tres y diez años de edad. Cuanto más vieja sea la raíz, mayor serán sus propiedades medicinales debido a que acumula más cantidad de principios activos.

Dosificación

Polvo. Tomar 1 gr. de polvo de ginseng dos veces al día. Disolverlo en un vaso de agua, zumo o leche.

Cápsulas o comprimidos. Tomar 2 cápsulas al día (cápsulas de 300–500 mg.)

Tisana. Hacer una decocción a base de una cucharadita de raíz por taza de agua hirviendo. Dejar cocer 5 ó 10 minutos. Reposar 15 minutos tapado y beber. En algunos buenos herbolarios se puede encontrar ginseng en bolsitas (como el té). Tomar dos infusiones al día.

Tintura. 30 gotas diluidas en un vaso de agua dos veces al día.

Extracto fluido. Tomar hasta 1 gr. diario.

Extracto seco. De 500 mg. a 1 gr. diario. Los extractos se deben mezclar con agua o líquidos.

El ginseng no se debe tomar a partir del mediodía, pues puede causar insomnio [13].

Precauciones

Debido a su potencia, esta planta tiene algunas contraindicaciones que conviene tener muy en cuenta a la hora de consumirla. Es indudable que algunos de sus compuestos, tan similares a las hormonas masculinas, pueden ser algo perjudiciales para la mujer. Hay casos en los que esta planta resulta muy contraproducente mientras que en otros no se nota ninguna característica negativa, todo depende de la constitución física de cada cual, que es individual y única.

Como norma general, y siempre que no se incurra en ninguno de los grupos contraindicados más abajo, recomiendo el ginseng tanto a hombres como a mujeres, ya que su poder curativo bien merece una prueba. Las mujeres pueden comenzar con dosis más pequeñas a las indicadas, y si notan un exceso de nerviosismo o tienen problemas para dormir, abandonarán esta planta y recurrirán a otras más suaves como el eleuterococo. Si no hay problemas, se puede continuar con dosis mayores. Las mujeres que toman ginseng pueden sentir un cierto incremento del apetito sexual. Es un efecto achacable a su efecto hormonal masculino y es algo completamente normal.

El ginseng no se debe consumir durante más de dos meses seguidos, tomando un período de descanso antes de reanudar la toma. Deben evitarlo las personas hipertensas, las mujeres embarazadas, los menores y aquellos que toman anticoagulantes. Tomado por la noche, puede causar insomnio. En dosis muy altas (más de 7 gr. de polvo de raíz al día), provoca nerviosismo, dolor de cabeza e incluso hemorragias en la nariz o en los tejidos vaginales de la mujer.

Gotu Kola
(*Hydrocotíle asiatica, Centell a asiatica*)

Energía mental para los mayores

La gotu kola, también conocida bajos los nombres científicos de *Hydrocotile asiatica* o *Centella asiatica*, es una planta originaria de las marismas y zonas húmedas de la India y del sudeste asiático.

Aunque es una hierba muy reputada en la medicina tradicional india (medicina ayurvédica), la gotu kola gozó de gran renombre en China y otras zonas de Asia —Pakistán, Malasia o Sri Lanka—.

En la India se ha venido empleando esta hierba para tratar una gran variedad de problemas, desde enfermedades dermatológicas como la lepra, hasta algunos trastornos venéreos como la sífilis, pasando por la histeria y

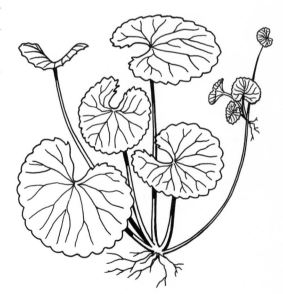

otras enfermedades mentales. De hecho, aún se utiliza en la medicina popular de este país como tratamiento para la esquizofrenia o la epilepsia, suponemos que por falta de una atención médica más eficaz, ya que a pesar de ser una planta muy útil en determinados trastornos nerviosos, la gotu kola no hace milagros.

La gotu kola es una planta de la familia de las umbelíferas, y por tanto presenta flores en forma de paraguas o umbela. Sus hojas tienen una característica forma de abanico que se extiende por raicillas formadas en los tallos, tal como sucede con la fresa. Es una hierba que necesita mucha humedad y que evita la luz solar directa, por lo que crece mejor a la sombra de otras plantas mayores o de los árboles.

La gotu kola suele crecer en suelos esponjosos, con gran cantidad de humus y es bastante fácil de cultivar en casa. Resiste mal el frío, pues es una hierba de climas tropicales, por lo que debe ser trasladada al interior del hogar o a un invernadero en el otoño.

En Asia es habitual usar esta planta fresca, comiendo directamente sus hojas verdes. Estas hojas tienen un sabor muy refrescante y gozan de gran aceptación entre la gente mayor, pues se consideran un buen remedio contra el envejecimiento.

De la gotu kola se aprovecha toda la hierba, desde la raíz hasta las hojas. En los herbolarios encontraremos la planta seca, sea en bolsas o en distintos preparados.

Principios activos

Contiene diversos glicósidos triterpénicos (asiaticósido, asiatósido, ácido asiático, ácido madecásico) y otros triterpenoides. Estas sustancias favorecen la cicatrización de las heridas, creando en ellas nuevo tejido conectivo de un modo rápido y eficaz. Además, estos principios son también muy útiles en el plano mental, ya que ayudan a mejorar el funcionamiento cerebral, actuando como agentes tranquilizantes y reductores del estrés.

Los asiaticódidos tienen también una función bactericida. Está demostrado que ayudan a eliminar los bacilos de la lepra. Además, esta planta contiende flavonoides, ácidos grasos, aceites volátiles y el alcaloide hidrocotilina. Los flavonoides pueden ser responsables de su benéfica acción sobre el aparato urinario [1].

Propiedades

Esta interesante planta asiática posee valiosas propiedades medicinales, que detallamos a continuación:

- La gotu kola o hidrocotile es un tónico nervioso de primera magnitud, mejorando la capacidad de concentración, la memoria y el razonamiento. Está muy indicada en los casos de cansancio mental extremo, sobre todo si tiene su origen en las elevadas exigencias del mundo laboral (síndrome de "estar quemado" o *burn-out*) [2].

- Tiene claros efectos rejuvenecedores, especialmente sobre el cerebro y el sistema nervioso. Es muy apropiada en el tratamiento de la demencia precoz, así como en la prevención del envejecimiento mental. Todos los trastornos causados por la edad, y que generalmente afectan en primer lugar a la memoria, pueden ser tratados con esta planta, sola o en combinación con el ginkgo [3].

- Es un sedante suave, que puede usarse en casos de nerviosismo, estrés y problemas para dormir. Puede ser de ayuda en algunos trastornos de ansiedad, así como en casos de histeria o en los momentos posteriores a un shock psíquico [4].

- Ayuda a mejorar la circulación sanguínea en todo el organismo y es especialmente útil en el tratamiento de las venas varicosas, flebitis o hemorroides [5].

• Tiene ciertas cualidades que la hacen útil en el tratamiento de problemas del tracto genito-urinario (infecciones, problemas para orinar), así como del hígado (hepatitis, cirrosis, etc.) [6].

• Por vía externa, es una excelente cura a aplicar sobre heridas, quemaduras, estrías y todo tipo de problemas dermatológicos. En estos casos, es recomendable hacer una infusión de la planta, dejarla enfriar y a aplicarla sobre la piel en compresas humedecidas en la tisana. La hidrocotile ayuda a restaurar los tejidos dañados, desinfectando y acelerando el proceso de cicatrización [7].

• También por vía externa, es muy útil en problemas oculares, tales como ulceraciones de la córnea o queratitis [8].

Quién debe tomarla

La gotu kola es una planta de gran utilidad, tanto sola como en combinación con otras, para los siguientes colectivos:

• Personas que están sintiendo los primeros síntomas del envejecimiento mental, sobre todo si sufren problemas en su memoria de corta duración (pequeños olvidos, despistes, confusiones, etc.). Esta planta es muy útil para todos aquellos que están entrando en la edad madura.

• Todas aquellas personas que, por su intenso trabajo mental, sientan que están perdiendo facultades intelectivas, que tienen una memoria débil o que se entorpecen a la hora de realizar las actividades de coordinación psico-motora que antes les resultaban fáciles. Es especialmente apropiada para los que sientan que están perdiendo reflejos y habilidades.

- Personas con problemas nerviosos, dificultad para conciliar el sueño, estrés o ansiedad.

- Pacientes con problemas circulatorios, especialmente varices o mala circulación en las extremidades superiores e inferiores.

- También es útil para aquellos que hayan sufrido problemas en el aparato urinario o en el hígado.

Parte utilizada

Se utilizan todas las partes de la planta, tanto las raíces, como los tallos y hojas.

Dosificación

Planta fresca. La gotu kola es una planta de fácil cultivo, que se reproduce tanto por semillas como por medio de esquejes, que se pueden obtener a través de algunos proveedores de plantas y semillas. Aquellas personas que tengan posibilidad de plantarla, harán bien en tenerla en su jardín o en macetas. La costumbre oriental consiste en mascar cada día un par de hojas frescas, o bien añadirlas a la ensalada a fin de aprovechar al máximo sus cualidades.

Tisana. Hacer una decocción con una cucharada de planta fresca o seca por taza de agua hirviendo. Dejar hervir cinco minutos y reposar unos diez. Tomar dos tazas al día, una por la mañana y otra a mediodía.

Tintura. Tomar 20 gotas, 2 veces al día. Disolver las gotas en un vaso de agua o zumo.

Cápsulas o comprimidos. Entre 3 y 6 cápsulas al día acompañadas de un gran vaso de agua (cápsulas de 0,6 gr.). Es conveniente seguir siempre las indicaciones del fabricante [9].

Precauciones

La gotu kola no debe tomarse durante el embarazo o la lactancia. Tampoco se debe administrar a niños pequeños. A dosis elevadas, esta planta provoca trastornos digestivos tales como náuseas o dolores gástricos. Se recomienda seguir fielmente las dosis indicadas.

Guaraná

(Paullinia cupana, P. sorbilis)

Potente inyección de energía

El guaraná es un estimulante originario de Brasil, consumido tradicionalmente por los nativos del Amazonas, pero cuyas propiedades, a pesar de ser conocidas por la ciencia desde hace mucho tiempo sólo han empezando a ser valoradas por el gran público en las últimas décadas.

El primer registro sobre su uso data de 1669. En dicho año, el jesuita J. Felipe Betendorf visitó una zona del interior de la selva amazónica en donde vivían los indios Maué, pertenecientes a la etnia guaraní. Los nativos consumían cada día el fruto de la planta por sus efectos tónicos y estimulantes.

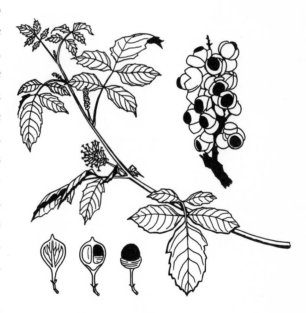

Tanto ellos como los colonos blancos que habitaban la zona le comunicaron que el vegetal curaba los dolores de cabeza, reducía las fiebres y estimulaba el sistema nervioso. El misionero anotó también su capacidad para aliviar los calambres y la diarrea asociados a enfermedades tan graves como la malaria y la disentería, tan comunes en estas comunidades aisladas.

Según se observó, los nativos tostaban las semillas a fuego lento y las machacaban, amasándolas luego con mandioca y agua. La masa húmeda se enrollaba en forma de cilindros que se dejaban secar para su almacenamiento. Posteriormente, estos cilindros se rallaban con la lengua ósea de un pez amazónico y el polvo obtenido se disolvía en agua para su consumo.

El género *Paullinia* está compuesto por más de 80 especies vegetales, de las cuales se utilizan dos por sus propiedades medicinales, la original *P. cupana* y su pariente *P. sorbilis*, de características similares. La descripción botánica del guaraná se debe al científico C. F. Paullinen, de quien tomó su nombre. Su introducción en Europa se debe al francés Gassicourt, quien la llevó al viejo continente en 1817.

En Brasil, la planta del guaraná es conocida como guaranaceiro o uabano. Se trata de una liana arbustiva que crece espontáneamente en las cuencas húmedas y cálidas de los ríos Amazonas, Orinoco y Negro. Suele enredarse en los árboles más altos, emitiendo un tallo flexible y largo, que produce raicillas adventicias en los lugares en que toca el suelo.

El fruto tiene el tamaño de una avellana, con tres ángulos y tres celdas capsulares. La cápsula, que externamente es de color rojo, se abre al sol mostrando un interior blanco manchado de negro, cuya forma recuerda un ojo humano. Cada una de las tres celdas contiene una semilla, envuelta por un arillo de color carnoso, que se separa con facilidad cuando se seca. Aunque toda la planta posee principios activos, son las semillas la parte comúnmente utilizada.

Actualmente, el guaraná se consume ampliamente en su zona de origen, pero también ha sabido conquistar otros mercados, tanto en Europa como en América del Norte. En Brasil se elaboran bebidas carbónicas con guaraná, que imitan a las bebidas de Cola tan conocidas en todo el planeta. Estas bebidas contienen una considerable cantidad de azúcar y tienen un sabor similar a la goma de mascar.

Fuera de su país de origen, el guaraná se presenta como una planta medicinal más, vendiéndose en herboristerías y farmacias en forma de polvo, cápsulas y jarabes. Se trata de una planta fácil de obtener y que goza de un merecido éxito entre el público.

Principios activos

Además de fibra vegetal y algunos minerales, las semillas del guaraná contienen tres principios activos muy importantes:

- Cafeína y alcaloides similares, como la guaranina, teofilina y teobromina. Todas estas sustancias, que se encuentran en el café, el té y el cacao, provocan la estimulación del Sistema Nervioso Central. Estos alcaloides se encuentran en el guaraná en una proporción que varía entre el 3% y el 15%, superando claramente al café.

- Taninos. Estas sustancias actúan como astringentes, es decir, contraen algunos tejidos orgánicos.

- Saponinas. Moléculas grasas que permiten una absorción controlada de la cafeína [1].

Propiedades

De los tres principios activos antes señalados, son los alcaloides cafeínicos las sustancias más importantes, y son las responsables de sus efectos en el sistema nervioso:

• El guaraná es un claro estimulante nervioso, que nos permite mantenernos alerta durante períodos más prolongados de tiempo. Ayuda a superar los períodos de cansancio mental, la astenia y la depresión, provocando un sentimiento de euforia. A pesar de su alto porcentaje en cafeína, el guaraná actúa de un modo más suave y prolongado que el café. Esto se debe a que el contenido en grasa de estas semillas permite una absorción más lenta en el organismo. De este modo, el guaraná evita el efecto de súbita excitación seguido de lenta depresión que es tan conocido entre los consumidores de café y lo sustituye por un estado de estimulación duradera [2].

• La percepción sensorial se intensifica bajo sus efectos, lo que mejora la atención y el aprendizaje. Por este motivo, puede ser de gran ayuda en épocas de estudio o de gran trabajo intelectual [3].

• Como consecuencia lógica, esta planta retrasa el sueño y nos permite estar despiertos durante más tiempo. Esta característica puede ser positiva en algunos casos, pero evidentemente resulta bastante nociva en tratamientos a largo plazo. Por este motivo, en circunstancias normales, no se debe consumir después del mediodía ni tomarlo de forma continuada durante más de un mes [4].

• Incrementa suavemente la presión arterial y eleva la frecuencia cardiaca. Esta cualidad hace que esta planta sea apropiada para las personas que padecen de tensión baja, mareos o lipotimias frecuentes [5].

• Inhibe el apetito. El guaraná actúa directamente sobre el centro nervioso que provoca la sensación de hambre, reduciendo su actividad y produciendo una sensación permanente de estar saciado. Esta cualidad hace que el guaraná sea una excelente ayuda en los regímenes de adelgazamiento, ya que además acelera suavemente el metabolismo, lo que nos ayuda a quemar calorías sin que haya un gran deseo de reemplazarlas [6].

- Su efecto astringente demuestra su utilidad en el tratamiento de la diarrea crónica. Afortunadamente, como el guaraná contiene una buena cantidad de fibra, no provoca estreñimiento, sino que ayuda a regular el funcionamiento intestinal [7].

- Algunas personas experimentan un incremento del apetito sexual al tomar guaraná, por lo que se puede considerar a esta planta como un discreto afrodisíaco. Evidentemente, esto se debe a su efecto estimulante del sistema nervioso [8].

- Por último, el guaraná puede ser positivo en el tratamiento de algunos tipos de migrañas o cefaleas, así como en algunas fiebres [9].

Quién debe tomarlo

El guaraná puede ser de gran ayuda para diversos colectivos, siempre que se tome de forma racional y discontinua:

- Trabajadores que deban realizar un gran esfuerzo físico o mental de manera puntual.

- Enfermos convalecientes, postoperatorios o deprimidos, siempre que no padezcan enfermedades cardiacas o hipertensión.

- Personas que están realizando un régimen de adelgazamiento. En estos casos, el guaraná es una buena ayuda junto a una dieta racional y sana.

- Estudiantes en período de exámenes.

- Personas que trabajen en turnos de noche, como por ejemplo vigilantes nocturnos, policías, enfermeras, personal de limpieza, etc. Estos trabajadores pueden sustituir el café por el guaraná con gran provecho para su salud.

Parte utilizada

La parte utilizada del guaraná son sus semillas, tal como sucede con plantas similares a ella, como el café, el cacao o la kola.

Dosificación

Guaraná en polvo. Entre media y una cucharadita de polvo disuelto en un gran vaso de agua. Es conveniente tomarlo un rato antes del desayuno y el almuerzo.

Cápsulas o comprimidos. 3 cápsulas tomadas 2 veces al día con un vaso de agua.

Extracto fluido. Entre 25 y 50 gotas disueltas en agua, repartidas en una o dos tomas.

Extracto seco. Tomar 100 mg. por las mañanas.

El guaraná no debe tomarse después del almuerzo, a menos que deseemos pasar toda la noche en vela [10].

Precauciones

El guaraná está contraindicado en estados de ansiedad o estrés agudo. Nunca debe tomarse durante períodos prolongados, ya que como cualquier otro estimulante, puede crear algún tipo de adicción psicológica.

Las personas con problemas cardiacos, tales como arritmias o taquicardias deben evitar su consumo. Mezclado con el café, puede provocar nerviosismo excesivo e insomnio. En cualquier caso, si se presenta algún síntoma adverso basta con suprimir su consumo.

Hipérico

(Hypericum perforatum)

La planta de la alegría

El hipérico es una planta muy bien conocida desde la antigüedad, y goza desde entonces de una merecida fama medicinal. Tradicionalmente se utilizaba como vulneraria, es decir, para el tratamiento de las heridas o las contusiones aplicándola de forma local. También se reconocían sus poderes para curar las quemaduras, y por vía interna, se usaba para tratar los problemas estomacales y los trastornos nerviosos.

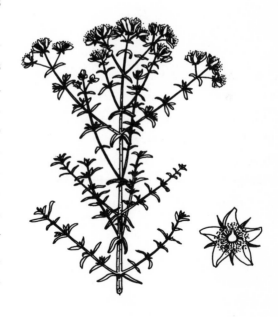

El folklore le atribuye a esta planta los poderes mágicos para ahuyentar el mal. Según Paracelso, todo el mundo debería llevar consigo un ramillete de flores de hipérico en las manos o bajo el sombrero, y también dormir con esta planta bajo la almohada.

En la actualidad, el hipérico está adquiriendo una enorme importancia dentro del repertorio de plantas medicinales de la medicina natural. Esta relevancia se debe a su capacidad para tratar los episodios de decaimiento psicológico y las depresiones leves, mejorando el estado de ánimo general de las personas afectadas por estos trastornos.

De hecho, en Alemania, que es uno de los países donde la medicina natural goza de un mayor desarrollo, se prescriben tres millones de recetas de hipérico al año, veinticinco veces más que el más conocido antidepresivo químico, el famoso *Prozac*. No es de extrañar que el cultivo y la manipulación de los extractos de hipérico se hayan convertido en un negocio floreciente en todo el mundo.

Aunque existen diversas especies de hipérico, la que se utiliza comercialmente por su mayor contenido en principios activos es el *Hypericum perforatum*. Su nombre, *Hypericum*, proviene de la fusión de dos palabras griegas: *hyper* (sobre) y *eikon* (imagen, imaginación), pues sus propiedades, según se creía, están por encima de lo imaginable. El sobrenombre de *perforatum* hace alusión a la multitud de orificios que presentan sus hojas si se miran al contraluz. Otra de las denominaciones con las que se conoce esta planta es "Hierba de San Juan", probablemente porque florece en torno al solsticio de verano, fecha que coincide con la festividad cristiana de San Juan Bautista.

El hipérico es una planta perenne nativa de la cuenca mediterránea. Posee un tallo endurecido a ras de suelo, del que surgen cada año ramitas tiernas. Las hojas son opuestas y lampiñas, y sus flores son muy hermosas y llamativas. De color amarillo-dorado, forman un ramillete terminal en las ramas anuales, y se abren en cinco pétalos, coronados con un gran número de estambres del mismo color. En ese momento, toda la planta desprende un agradable aroma.

El hipérico se recolecta cuando está en plena floración, cortando las ramas superiores que incluyen las inflorescencias terminales. Estas sumidades se dejan secar a la sombra antes de procesarla para su presentación comercial. Generalmente, el hipérico se encuentra en bolsas, cortada en pedazos, o se muele para rellenar cápsulas o extraer sus aceites esenciales. Es muy fácil encontrar esta planta en herboristerías, farmacias e incluso en mercados tradicionales.

Principios activos

Esta planta ha sido bien estudiada por la ciencia, ya que sus principios activos resultan prometedores en el tratamiento de diversas enfermedades. Entre sus elementos curativos más importantes merecen destacarse los siguientes:

• Hipericina. Es el componente más estudiado en la actualidad por su capacidad de inhibir la acción de una enzima, la monoaminooxidasa (MAO). De manera natural, la MAO se ocupa de reducir las cantidades del neurotransmisor serotonina en el cerebro. La serotonina es una molécula que favorece el optimismo, y que está casi ausente en el sistema nervioso de las personas deprimidas. La hipericina reduce los niveles de MAO, lo que a su vez permite que el organismo incremente los niveles de serotonina, generando de un modo totalmente natural una sensación de alegría y bienestar. La hipericina es por tanto una sustancia que regula el funcionamiento natural de nuestro sistema nervioso, no una droga que lo altere de modo artificial. Por otro lado, se considera que la hipericina es ligeramente sedante, pero no somnífera.

- Aceites esenciales y taninos. Estas sustancias le otorgan una acción antiséptica, astringente, vulneraria y cicatrizante. Por ese motivo, el hipérico es una gran ayuda en el tratamiento de heridas, contusiones o quemaduras, siempre que se aplique de forma externa.

- Flavonoides. Estas moléculas son excelentes para el tratamiento de problemas biliares y hepáticos. En general, los flavonoides regulan el hígado y mejoran la digestión, teniendo una importante función antiespasmódica [1].

Propiedades

A continuación detallamos las principales propiedades de esta hierba:

- La principal aplicación del hipérico consiste en el tratamiento de la depresión leve o moderada, así como de algunos episodios de ansiedad. Esta planta mejora claramente el ánimo de las personas decaídas y lo hace de un modo natural, regulando los neurotransmisores que produce nuestro propio cerebro y sin introducir ningún elemento ajeno a ellos. La eficacia de esta planta en los períodos de tristeza, irritabilidad y apatía está totalmente comprobada, y de hecho, un 80% de los pacientes aquejados de depresiones leves o moderadas encuentra una gran mejoría gracias al hipérico [2].

- Como efecto colateral, esta hierba ayuda a mejorar la concentración y facilita los esfuerzos mentales, quizás por su capacidad para mejorar el funcionamiento cerebral [3].

- El hipérico facilita el sueño, aunque no es un somnífero. Simplemente, regula el ciclo sueño-vigilia de un modo natural, permitiendo que las personas tristes o ansiosas encuentren una mayor serenidad a la hora de irse a dormir. Como es sabido, uno de los principales problemas de las personas que están pasando por estos tormentos emocionales es la dificultad para conciliar el sueño. Resolviendo este problema, el hipérico mejora considerablemente su calidad de vida [4].

- En contusiones, golpes, heridas o quemaduras tiene un efecto curativo muy destacado. Con una cataplasma humedecida en una infusión de flores se pueden tratar algunos de estos problemas con excelentes resultados, mejorando la cicatrización, reduciendo el dolor y acelerando el tiempo de recuperación [5].

- Por vía interna, esta planta es bastante eficaz en el tratamiento de algunos problemas del hígado o la vesícula biliar, estimulando el funcionamiento de estos órganos [6].

- Además, sus propiedades antiespasmódicas ayudan en problemas como los calambres estomacales, dolores menstruales o jaquecas, así como en algunas molestias asociadas a la menopausia [7].

Quién debe tomarlo

El hipérico es una planta muy útil para diversos colectivos:

- En los periodos de ansiedad, apatía, tristeza, desánimo, baja autoestima o depresión leve pues proporciona una cura segura y suave para estos trastornos. Muchas veces, los episodios de estrés se transforman, a mediano plazo, en problemas de ansiedad o depresión, que a su vez inciden decisivamente en la calidad de nuestra existencia. Estos trastornos leves tienen un buen remedio con el hipérico.

- También es apropiada para las personas preocupadas, que tienen problemas para dormir, para relajarse o para aquellos que han perdido el apetito por la tensión. Como mejora el funcionamiento cerebral, es muy útil para las personas cansadas y que tienen problemas para concentrarse en sus tareas.

En cualquier caso, hay que dejar claro que el hipérico no es un remedio adecuado para las depresiones más graves o persistentes. Aquellas depresiones que duran más de un año, que provocan una total apatía o que causan sentimientos autodestructivos o suicidas, deben ser tratadas de modo psicoterapéutico por parte de un psicólogo o psiquiatra, ya que las plantas, e incluso los medicamentos más potentes, pueden ser inútiles por sí solos.

Parte utilizada

Se utilizan los tallos florecidos de esta planta, incluyendo tanto la parte más dura, tanto como las hojas y las flores.

Dosificación

Generalmente, los efectos antidepresivos del hipérico se notan a partir de la segunda o tercera semana de consumo, aunque depende de la dosis y de la propia calidad del producto (no todas las plantas tienen la misma cantidad de principios activos).

Tisana. Echar una cucharada de hojas y flores por taza de agua hirviendo. Retirar del fuego inmediatamente y dejar reposar unos 10 minutos. Se puede endulzar con un poco de miel, si es necesario.

Comprimidos o Cápsulas. Unos 360 mg. al día en una o varias tomas (2 cápsulas o 3 comprimidos, según composición).

Extracto fluido. La dosis máxima es de 300 mg. tres veces al día (900 mg. por día en total).

Tintura. De 5 a 10 gotas, 2 ó 3 veces al día disueltas en un gran vaso de agua.

Aceite. Agregar 125 gr. de hipérico en 250 cc. de aceite de oliva. Dejar reposar durante 15 días al sol. Este aceite se puede usar externamente en golpes, heridas y quemaduras [8].

Precauciones

Esta planta puede provocar algunos episodios de hipersensibilidad a la luz solar que provocan un tono anaranjado en la piel. Se recomienda por tanto evitar la exposición prolongada al sol, especialmente las personas de piel muy clara. También existe algún caso de incremento de la tensión arterial, por lo que los hipertensos deben consultar al médico antes de consumirla. Tampoco debe mezclarse con medicación específica para el tratamiento contra el VIH. No es conveniente hacer tratamientos seguidos de más de tres meses de duración y por supuesto no debe mezclarse con antidepresivos químicos sin prescripción médica. En todo caso, a diferencia de los antidepresivos de síntesis, cargados de efectos secundarios (sequedad bucal, insomnio, vómitos, cefaleas, pérdida de peso o problemas sexuales), el hipérico es una planta bastante segura y muy eficaz.

Maca

(lepidium meyenii, L. peruvianum)

Tónico sexual andino

La maca es una planta que crece en una zona reducida de los Andes peruanos, en regiones por encima de los 4000 m. de altitud. Su historia se remonta a los tiempos del Imperio Inca, época en que se cultivaba y constituía un alimento muy estimado por el pueblo andino. De hecho, este vegetal se viene cultivando desde la antigüedad y hay señales de ello en plantaciones de hace dos mil años en el Cerro Pasco.

Los antiguos habitantes de la zona andina conocían su poder para potenciar la sexualidad tanto de los hombres como de las mujeres. Además, reconocían su poder vigorizador en todo el organismo, por lo que no sólo era consumido, sino que se utilizaba en ciertos rituales como una ofrenda de agradecimiento a los dioses.

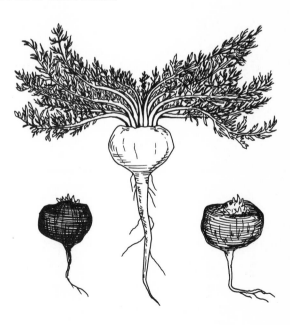

Los primeros estudios modernos sobre este vegetal datan de 1961, en los que la bióloga limeña Gloria Chacón de Popovici hizo públicas sus investigaciones sobre la maca. Desde ese momento, la planta ha empezado a rebasar las fronteras de su país natal y lentamente ha ido ganando espacio en la farmacopea mundial. Actualmente, esta planta sigue siendo consumida en su país de origen, e incluso hay médicos que la recetan en ese país para el tratamiento de algunos trastornos sexuales de origen hormonal.

Actualmente hay cierta discusión acerca de la identificación botánica de la planta. Mientras algunos autores la mencionan por su nombre original (*Lepidium meyenii*), otros piensan que el vegetal cultivado pertenece a una nueva especie (*L. peruvianum*). En cualquier caso, no parece haber grandes diferencias, si es que las hay, entre una y otra maca y todo se queda en una diferencia académica.

La parte de la maca que podemos utilizar son sus tubérculos. La forma de éstos es ahusada, como una peonza blanquecina o de color marrón claro. En algunas zonas se mezcla con alcohol, aunque este es un procedimiento poco recomendable, no porque la mezcla sea peligrosa, sino por el efecto nocivo del alcohol en nuestro organismo.

El tubérculo seco se muele para obtener el polvo o harina de planta. El sabor del polvo de maca es ligeramente picante, pero en ella predomina el gusto dulce, y su olor es tostado. El polvo se concentra en ocasiones para elaborar cápsulas, que pueden obtenerse en los buenos herbolarios.

Principios activos

La maca contiene diversos principios de gran interés:

- Posee una alta concentración de vitamina B12 (1250 mg. Por cada 100 gr. de polvo de planta) que la hacen útil en los trastornos del sistema nervioso. Contiene también otras vitaminas del grupo B, A y C, así como minerales: calcio, fósforo, hierro y yodo.

- Sustancias con propiedades hormonales, tales como esteroides naturales y glucosinolatos aromáticos.

- Alcaloides y terpenoides con efecto sedante.

- Una gran cantidad de proteínas de alto valor biológico (hasta un 18% de su composición), además de los hidratos de carbono que son usuales en otros tubérculos como la patata o el boniato [1].

Propiedades

Las propiedades de la maca son las siguientes:

- La maca incrementa los nivel de testosterona, la hormona sexual masculina. Por este motivo, se emplea en la curación de algunas disfunciones sexuales causadas por la escasez de esta hormona. Algunos médicos la recetan en caso de impotencia sexual por disfunción eréctil, y tiene una importante función a la hora de incrementar la fertilidad en el hombre. Está demostrado que un incremento de la testosterona en el torrente sanguíneo contribuye a la existencia de un mayor deseo sexual. Por otro lado, es una planta muy útil en los casos de andropausia (pérdida del deseo sexual por la edad) [2].

- Además, esta planta es apropiada para aquellos hombres que desean incrementar su rendimiento físico a todos los niveles, como en el caso de los deportistas o de aquellas personas que deban realizar un trabajo físico muy exigente. A este efecto contribuyen las sustancias de efecto hormonal, así como sus vitaminas, minerales, proteínas e hidratos de carbono [3].

- Las mujeres pueden beneficiarse también del consumo de esta planta, ya que se está empleando con éxito en algunos problemas relacionados con la menopausia, tales como los sofocos y otras molestias [4].

- Sus alcaloides tienen efectos calmantes y relajantes, por lo que puede ser apropiada para personas que padecen estrés o insomnio [5].

Quién debe tomarla

Esta poderosa planta andina es útil para diversos colectivos:

- Hombres con problemas sexuales, tales como disfunción eréctil o que padecen una falta de deseo sexual que repercute negativamente en sus relaciones sentimentales.

- Mujeres que tienen problemas con la menopausia, tales como sofocos o dificultades hormonales.

- Para quienes llevan un ritmo de vida con gran desgaste físico, trabajadores o deportistas, que necesitan recuperar sus energías con rapidez. En estos casos, aconsejamos consumir maca con una dieta equilibrada y que tenga un buen aporte de carbohidratos.

- Individuos con dificultad para dormir, con estrés o nerviosismo.

- Para vegetarianos, ya que esta planta aporta vitamina B12, sustancia que suele estar ausente en la dieta de estas personas.

Parte utilizada

De la maca se aprovechan sus tubérculos.

Dosificación

Cápsulas y Comprimidos. Tomar tres cápsulas al día con un gran vaso de agua. Cápsulas de 400 ó 50 mg.

Polvo. Se recomienda tomar unos 5 gr. al día, generalmente mezclados con agua, leche o yogur [6].

Precauciones

P~ ~ntenido hormonal no recomendamos esta planta a las mujeres as. Para el resto de las personas, la maca no presenta ninguna ción a las dosis indicadas.

Oroval

(*Withania somnifera*)

Suave calmante exótico

El oroval es un arbusto de origen asiático, que recibe en la India el nombre de ashwagandha. Precisamente esta última es una de las denominaciones más comunes con las que se comercializan sus preparados, y por eso conviene conocerla a la hora de buscar esta planta en herbolarios. También conocida por su nombre latino, *withania somnifera*, el nombre común de este arbusto en la lengua española es oroval, una antigua y hermosa expresión castellana que significa: "vale como el oro".

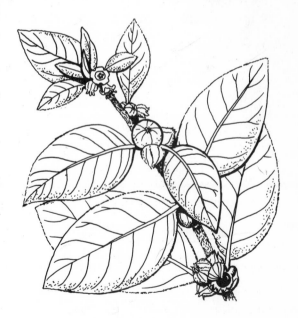

Realmente se trata de una especie medicinal muy valiosa, y de ello da fe la gran estima que se tiene en la India por este vegetal. En de la medicina tradicional de la India, más conocida como medicina ayurvédica, la ashwagandha es una planta rejuvenecedora y calmante, que se utiliza tanto para relajar la mente como contra los dolores del lumbago o el reumatismo.

Pertenece a la familia de las solanáceas, un extenso grupo de plantas entre las que encontramos algunos de los vegetales más cultivados en el mundo, como el tomate, el pimiento, la patata o el tabaco. También es un grupo vegetal que incluye a algunas especies muy venenosas, como el beleño, la belladona o el estramonio. Todas estas plantas son muy ricas en principios activos, y de ellas se extraen también numerosas sustancias medicinales.

El oroval es un arbusto de poco más de un metro de altura. Tiene un tallo leñoso en su base y cubierto de cierta pelusilla. Sus hojas son ovaladas, verdes en el haz y blanquecinas en el envés. Las flores surgen en grupos de tres o cuatro y son de un color verde amarillento. El fruto tiene forma de globo y guarda en su interior una baya de las dimensiones de un pequeño guisante y de color rojo brillante.

Este arbusto suele crecer en escombreras, bordes de caminos y carreteras, en zonas de cascajo o arenales. No soporta el frío excesivo ni tampoco la sequedad, por lo que crece asilvestrada en zonas templadas y húmedas del Mediterráneo.

Medicinalmente, se usa tanto el fruto como la raíz y la corteza de este arbusto, aunque algunos análisis de sus hojas hacen pensar que también contienen bastantes principios activos. De hecho, estas hojas se aplican tradicionalmente sobre las heridas para cicatrizarlas más rápidamente.

En las Islas Canarias existe un árbol muy cercano al oroval, llamado Withania aristata, que es utilizado en la medicina popular para calmar todo tipo de dolores óseos y musculares. Por vía externa se aplica para lavar heridas graves y golpes, así como en las articulaciones inflamadas. Aunque esta última especie no ha sido estudiada con tanta profundidad como su pariente asiático, no cabe duda de que contiene principios activos muy similares a la *W. somnifera*.

La ashwagandha u oroval se puede encontrar en establecimientos especializados en medicina ayurvédica así como en los buenos herbolarios.

Principios activos

El oroval contiene diversas sustancias activas muy importantes:

Alcaloides. Como sucede con casi todas las solanáceas, esta planta posee
un importante contenido en alcaloides. Las principales moléculas
alcaloideas halladas en la withania se denominan isopelletierina y
somniferita, de efectos calmantes.

Lactonas esteroideas. Entre estos compuestos encontramos withano-
lidas y withaferinas. Estos componentes parecen tener efectos antioxidantes, retrasan el envejecimiento celular y son además, antitumorales y antisépticos [1].

Propiedades

El oroval es una planta muy completa, que presenta diversas cualidades
muy importantes:

• Ayuda a aumentar nuestra energía en períodos de gran esfuerzo.
Según estudios realizados en animales de laboratorio, aquellos que
tomaron extractos de oroval doblaron su capacidad de resistencia
en pruebas de esfuerzo, superando condiciones ambientales bastante adversas (inmersión en agua, frío, etc.). Además, ayuda a reducir
el riesgo de padecer algunas enfermedades comúnmente asociadas
al estrés crónico, como puede ser la úlcera gástrica [2].

• Efectos antioxidantes. La ashwagandha tiene una gran fama como
hierba rejuvenecedora, que está siendo demostrada por los estudios
más recientes. Algunos componentes del oroval reducen el número
de radicales libres que atacan a nuestro sistema nervioso. Estos
radicales son las moléculas que provocan el envejecimiento celular

y ejercen un efecto degenerativo en nuestro cerebro. La ashwagandha nos ayuda a retrasar este proceso, permitiendo que nuestra
mente esté más despierta incluso a edades avanzadas [3].

• Tiene un efecto muy positivo en el sistema inmunitario, ya que incrementa el número y la eficacia de los linfocitos-T, las células encargadas de atacar a los virus y bacterias que agreden a nuestro organismo. Como es sabido, el estrés es una de las principales causas de la
bajada del nivel inmunitario en muchas personas. Pues bien esta es
una de las mejores plantas para elevar esa protección contra los agentes nocivos externos, lo que mejora de un modo evidente nuestro
estado de salud general [4].

• El oroval es un calmante suave, que tiene un efecto muy benéfico sobre
el sistema nervioso central y periférico. Por la noche, esta planta promueve el sueño y hace que éste sea más reparador. El usuario se siente más calmado, tiene una mayor facilidad para relajarse en cualquier momento del día y aumenta su satisfacción ante la vida.
Algunas personas sienten un cierto incremento del deseo sexual,
por lo que esta planta se puede considerar un moderado afrodisíaco, sobre todo en aquellas personas que viven en un gran estado de
tensión nerviosa [5].

• Es una planta muy apropiada en el tratamiento de los problemas
inflamatorios. Los dolores causados por la artritis o por causas traumáticas se reducen bastante gracias a este vegetal y con ese fin se ha
venido utilizando en la India desde tiempos inmemoriales. Usada
por vía interna, y también aplicando sus hojas machacadas sobre las
articulaciones doloridas, tiene un efecto calmante muy eficaz [6].

• Por último, se han señalado importantes cualidades antitumorales
en esta planta, lo que abre el camino para futuras investigaciones
muy prometedoras [7].

Quién debe tomarla

El oroval es uno de los nuevos y más completos adaptógenos con que contamos en la actualidad. Sus cualidades pueden ser útiles para un gran número de personas:

- Trabajadores sometidos a un gran esfuerzo físico y mental.

- Personas que tienen serias dificultades para dormir a causa de la tensión nerviosa, las preocupaciones o alguna enfermedad físicamente dolorosa.

- Enfermos de ansiedad o depresión que tienen dificultades para calmarse y conciliar el sueño.

- Convalecientes de enfermedades reumáticas o artríticas. También aquellos que sufren los efectos de un sistema inmunitario deprimido.

- Personas mayores o que se están acercando a la tercera edad. Esta planta es un excelente remedio contra el envejecimiento, sobre todo en el sistema nervioso, lo que ayuda a mejorar la memoria y la capacidad de concentración en una época en la que estos recursos están disminuyendo.

- También es apropiada para las personas que han perdido el deseo sexual por causa de un excesivo estrés, ya que les ayuda a calmarse y disfrutar más de las relaciones íntimas.

Parte utilizada

Del oroval se aprovechan tanto la raíz, como la corteza y las hojas.

Dosificación

Tisana. Echar media cucharadita de raíces cortada en trozos por taza de agua. Dejar hervir 10 minutos y luego permitir que repose hasta que esté a una temperatura agradable para tomarla. Se puede endulzar con miel.

Tintura. Tomar de 10 a 20 gotas de tintura dos veces al día disueltas en un vaso de agua.

Cápsulas o comprimidos. 2 ó 3 cápsulas al día acompañando a las comidas (cápsulas de 500 mg.) [8].

Precauciones

El oroval es una planta muy poco tóxica, incluso si se hace un consumo elevado y prolongado. En cualquier caso, como sucede con cualquier planta, es más eficaz hacer tratamientos discontinuos. Por ejemplo, tomarla durante dos meses y reposar el tercero para luego volver a comenzar el ciclo.

Polygonum

(Polygonum muliflorum)

Elixir de juventud

La polygonum es una planta nativa del suroeste de China, Japón y Taiwán. Se trata de una enredadera perenne, y por tanto, capaz de producir un tallo leñoso. Crece hasta una altura ligeramente inferior a los 2 metros, presentando hojas alternas, lanceoladas. Su raíz es un grupo de tubérculos irregulares y muy duros que crecen a partir de un tallo subterráneo y tienen un color marrón oscuro.

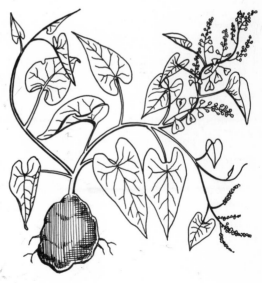

En China, esta planta se conoce con el nombre de *He-shou-wu,* pero en muchas ocasiones se la llama *Fo-ti,* denominación que algunos estudiosos de la medicina China consideran errónea y que en algunos casos se aplica a otras plantas. Para evitar confusiones, hemos retenido el nombre científico, que nos permitirá identificarla sin lugar a dudas. Gracias a esta denominación, podremos encontrarla en los herbolarios de gran calidad, así como en las farmacias especializadas en medicina oriental.

La denominación china tiene su importancia, ya que significa literalmente "el señor He del Pelo Negro" y se refiere a una antigua historia de un tal señor He, cuyos cabellos grises recuperaron su color negro original gracias a esta planta. De hecho, en China se estima que la polygonum es muy útil para devolver el color original a los cabellos canosos. Aunque nosotros no hemos comprobado este efecto, sí es cierto que hay una base para estas afirmaciones, ya que una de las causas de la aparición de canas es el progresivo debilitamiento de las glándulas sexuales que se produce con la edad [1]. Pues bien, la polygonum es una planta de demostrados efectos benéficos sobre las glándulas productoras de esperma y sobre el óvulo de la mujer, además de tener una formidable capacidad de retrasar el envejecimiento. Estos efectos pueden actuar, de modo indirecto, sobre el color del cabello.

Generalmente, de esta planta se aprovechan las raíces tuberosas, pero es cierto que en algunas formulaciones entran las ramas y hojas, que al parecer contienen también principios medicinales.

Cuanto más viejo sea este tubérculo, mayor será su cualidad medicinal. Aunque actualmente la polygonum que se encuentra en los mercados herbarios no tiene mucha edad, hay que decir que la planta de mayor calidad debe tener al menos cuatro años. Estas raíces se cortan en finas lonchas para su venta.

Principios activos

El tubérculo de la polygonum contiene un tipo especial de glucósido al que se considera responsable de sus efectos rejuvenecedores y que se presenta en concentraciones superiores al 1,2%. Por otra parte, esta hierba presenta sustancias como la lecitina y las antraquinonas, que aparecen tanto en forma libre como conjugada. Aunque muchos de sus principios activos están aún bajo investigación, se considera que esta mezcla de sustancias puede tener una gran relevancia en los efectos finales de esta hierba sobre nuestra salud. En cualquier caso, la polygonum es una planta que requiere estudios más precisos desde el punto de vista farmacológico [2].

Propiedades

Esta hierba posee interesantes cualidades medicinales:

- La polygonum posee importantes propiedades antioxidantes, lo que la convierte en uno de los mejores remedios con que contamos para retrasar el envejecimiento. Actúa incrementando la actividad de las moléculas de la superóxido-dismutasa, un elemento antienvejecimiento que produce nuestro cuerpo de manera natural. Los chinos lo consideran como un tónico del yin, que aporta fuerza a los tendones, los huesos y los músculos. Existen muchas historias acerca de personas que alcanzaron una edad muy longeva gracias a esta hierba, aunque también es cierto que estas personas combinaban la polygonum con una dieta completamente sana y natural, lo que nos recuerda que no hay plantas milagrosas, pero sí excelentes compañeras y sanadoras [3].

- Estimula las glándulas sexuales del hombre y la mujer, con un efecto muy benéfico sobre la fertilidad y, de manera secundaria, sobre la potencia sexual. En el hombre, la polygonum incrementa notablemente el número de espermatozoides, mientras que el óvulo de la mujer se hace más vital [4].

- Tiene un poderoso efecto benéfico sobre la sangre y el sistema circulatorio, reduciendo los niveles de colesterol e incrementando la elasticidad de los vasos sanguíneos, fortaleciendo además los glóbulos rojos. Estas cualidades ayudan a mejorar el tono general del organismo, permitiendo incrementar la calidad y la duración de la vida, ya que como es sabido, las enfermedades cardiovasculares son una de las primeras causas de envejecimiento prematuro y mortalidad entre la población occidental [5].

- Actúa sobre los riñones, mejorando su funcionamiento. De modo secundario, es útil para algunos dolores de la zona renal y la parte baja de la espalda, males contra los que se aplica con eficacia dentro de la medicina tradicional China [6].

- Tiene cierto efecto laxante, sobre todo cuando se consume su polvo crudo o se masca su raíz, y puede ser beneficiosa en algunos casos de estreñimiento agudo, aunque no se recomienda para tratar el estreñimiento crónico, que debe ser atajado por medio de una dieta rica en fibra [7].

Quién debe tomarla

La polygonum es una planta con interesantes cualidades, que la hacen útil para los siguientes colectivos:

- Personas mayores, que están notando algunos síntomas de debilidad, y también aquellos jóvenes que puedan sentir un envejecimiento prematuro. Esta planta está especialmente indicada para los hombres y mujeres jóvenes que notan que su cabello empieza a llenarse de canas.

- Es muy beneficiosa para las parejas que desean concebir un hijo, pues incrementa la fertilidad del hombre y la mujer. Además, el incremento en la producción de esperma y una mejor circulación de la sangre contribuyen, de modo suave e indirecto, a aumentar la potencia sexual masculina.

- Pacientes con problemas sanguíneos, que tengan un elevado nivel de colesterol o que hayan sufrido alguna enfermedad cardiovascular.

• Personas aquejadas de dolores lumbares recurrentes, molestias en la espalda o problemas renales.

Parte utilizada

Normalmente, la parte más utilizada de esta planta son sus raíces.

Dosificación

Cápsulas. Tomar 2 cápsulas 3 veces al día (cápsulas de 500 mg.).

Tisana. Una cucharadita de planta por taza de agua hirviendo. Dejar hervir unos 10 minutos a fuego suave. Reposar 15 minutos antes de tomar.

Tintura. Tomar de 20 a 60 gotas de tintura, entre 1 y 4 veces al día. Disolver las gotas en un vaso de agua o de zumo [8].

Precauciones

No se debe tomar en caso de diarrea fuerte. También deben abstenerse las personas que padezcan deficiencias del bazo. Si se toma en dosis muy superiores a las indicadas, puede provocar entumecimiento de las extremidades. Como sucede con todas las plantas, recomendamos respetar la dosificación adecuada, ya que un incremento en la misma no acelera los resultados y puede provocar algunos problemas de salud.

Reishi

(Ganoderm a lucidum)

El hongo de la inmortalidad

Dentro del conjunto de plantas que abordamos en este libro, el reishi ocupa un lugar especial, no porque sus características medicinales sean radicalmente diferentes a las del resto de las plantas para triunfar, sino porque cuando hablamos del reishi no nos estamos refiriendo a una planta superior, sino a un hongo. Es decir, el reishi es un vegetal que no contiene clorofila, y que por tanto carece del color verde que inmediatamente asociamos a los helechos (pteridofitas), musgos (briofitas) y plantas con flor (angiospermas).

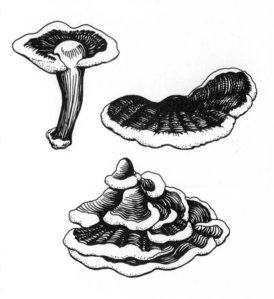

Los hongos son plantas que viven de otras plantas o de materia en descomposición, y por ese motivo suelen aparecer a la sombra, en zonas arboladas, entre la hojarasca, cerca de troncos muertos y en condiciones de elevada humedad ambiental. Todos se reproducen por esporas, que son diminutas semillas que se esparcen como polvo cuando el hongo fructifica. Las esporas germinan en la tierra y forman densas redes de filamentos bajo la superficie. Estas redes son el auténtico cuerpo del hongo, y pueden ocupar áreas relativamente extensas aunque invisibles a nuestros ojos.

La imagen que solemos asociar con los hongos (la típica seta en el bosque), no refleja más que una parte del vegetal, que es su cuerpo fructífero, también denominado "carpóforo". El carpóforo nace a partir del hongo subterráneo bajo determinadas condiciones de temperatura y humedad, y es el encargado de dispersar las esporas que darán lugar a nuevos hongos.

Por supuesto, y como sucede también con los hongos culinarios, la parte utilizada del hongo reishi es su carpóforo, que nace espontáneamente en zonas húmedas de Asia, en los bosques y sobre viejos troncos podridos. En la naturaleza, este hongo se presenta en seis colores diferentes, aunque normalmente, el color de las variedades comerciales es el rojo.

El reishi es conocido en Asia con los nombres de "planta de la inmortalidad", "planta del espíritu" o "planta de la potencia espiritual", lo que da una clara idea de la alta estima que se tiene por este hongo. En estos países ha sido venerado desde la antigüedad por sus cualidades curativas, además de su capacidad de mejorar el espíritu y reforzar el alma. De hecho, uno de los herbarios chinos, el *Ben Cao Gang Mu* (1578 d.C.) dice del reishi: "Su uso continuado aligerará el peso y aumentará la longevidad".

Aunque "reishi" es una palabra japonesa, el hongo *Ganoderma* es también muy conocido en China, donde recibe el nombre de "Ling-Zhi". Antiguamente, para localizarlo se llevaban a cabo intensas búsquedas en las montañas y en los bosques, llegando a ser tan raro y preciado que sólo los emperadores o los hombres más ricos podían permitirse el lujo de comprarlo y consumirlo.

Para la medicina tradicional China, el reishi es una planta "calentadora", que actúa nutriendo, tonificando y eliminando toxinas.

Gracias a los investigadores japoneses que desarrollaron el método de cultivo comercial del reishi en 1971, este hongo se produce actualmente en grandes cantidades. El mayor proveedor mundial es China, seguido por países como Japón, Corea, Estados Unidos, Tailandia, Malasia, Vietnam o Sri Lanka. Entre todos, aportan a los mercados más de 4.000 toneladas de reishi al año. De este modo, la amplia oferta ha permitido reducir significativamente el precio, lo que ha ayudado a su expansión en todo el mundo. En la actualidad, podemos encontrar el hongo seco en cualquier herboristería y también en algunas farmacias.

Principios activos

El reishi es un hongo que está siendo sometido a grandes análisis, especialmente en Japón. A continuación detallamos sus principios activos fundamentales, aunque hay que aclarar que no todos los cultivos presentan las mismas sustancias ni en idéntica proporción, por lo que hay una gran variabilidad entre los mejores especimenes y los de inferior calidad:

- Triterpenoides amargos. Estas sustancias, que dan al hongo un sabor bastante amargo, tienen una acción antialérgica y antihipertensiva. Del total de estos triterpenoides (45), al menos 35 son sustancias nuevas, sólo encontradas en el reishi.

- Nucleótidos como la adenosina o el RNA que poseen acción antiagregante en las plaquetas sanguíneas.

- Glicanos. Sustancias que son responsables del incremento de la glucosa en sangre, tal como se ha demostrado en estudios clínicos sobre ratones. Algunas de estas moléculas parecen tener un efecto antitumoral, aparte de equilibrar la tensión sanguínea. El alto contenido en germanio (GE) de este hongo ayuda a incrementar sus cualidades anticancerosas [1].

Propiedades

El reishi es un hongo muy completo, con interesantes propiedades medicinales que hacen justicia a su antiguo nombre de "planta de la inmortalidad":

• Como muchas plantas adaptógenas, el reishi es un eficaz protector y desintoxicante del hígado. Esta función es muy importante, ya que el hígado es la víscera encargada de eliminar las toxinas y venenos que puedan circular por nuestro torrente sanguíneo, mejorando de un modo notable nuestro estado de salud general. Por otro lado, el hígado tiene también un destacado papel a la hora de convertir las reservas de glucosa del organismo en energía lista para ser usada. En la medida en que nuestro hígado funcione bien, el acceso a estas reservas energéticas será más rápido, eficaz y adecuado a nuestras necesidades en cada momento [2].

• Sus componentes químicos tienen una importante cualidad antitumoral, por lo que este hongo es muy recomendable como tratamiento complementario (que no sustitutivo) en casos de cáncer. Las personas que se están recuperando de la quimioterapia o aquellos que han sufrido algún tipo de tumor, benigno o no, pueden beneficiarse de los efectos del reishi sobre su organismo. Por supuesto, el consumo de este hongo no exime de seguir el tratamiento médico indicado en estos casos [3].

• Ayuda a regular la tensión arterial, por lo que es recomendable en casos de tensión elevada (hipertensión) o demasiado baja (hipotensión). También se utiliza en el tratamiento de aquellas personas que han padecido problemas coronarios (especialmente la angina de pecho). Esta planta reduce el nivel de triglicéridos en la sangre, por lo que es apropiada en casos de alto colesterol [4].

• Como se ha indicado, regula la producción de glucosa a partir de las reservas corporales, por lo que tiene una importante capacidad para regular al organismo en momentos de gran esfuerzo físico. Quizás gracias a estas cualidades se ha venido utilizando en el tratamiento de la obesidad [5].

• Por otro lado, este hongo presenta también interesantes cualidades antialérgicas y probablemente también anti-inflamatorias [6].

• Su actividad inmunoestimulente es también bastante destacable [7].

Quién debe tomarlo

El reishi es apropiado para estos grupos humanos:

• Pacientes que hayan padecido enfermedades graves del hígado, para regenerar este importante órgano.

• Personas que deseen regular su peso, siempre que combinen este hongo con una dieta adecuada y algo de ejercicio físico.

• Pacientes en proceso de recuperación tras alguna enfermedad coronaria, sobre todo aquellos que han padecido una angina de pecho o que tienen un alto nivel de triglicéridos en la sangre.

• Personas con la tensión arterial descompensada, sobre todo en casos de hipertensión, pero también en los de tensión baja.

• Individuos aquejados de cansancio crónico, pues incrementarán su nivel de glucosa en la sangre, lo que les permitirá mejorar su rendimiento físico.

• Personas que sufran o hayan sufrido procesos tumorales, tanto para recuperarse de este mal como para prevenir futuras recidivas.

• Por último, es recomendable para los alérgicos.

Parte utilizada
Del reishi se aprovecha todo el hongo.

Dosificación
Hongo seco. De 1,5 a 9 gr. al día, en varias tomas y acompañándolo con un vaso de agua.

Polvo. De 1 a 1,5 gr. al día, mezclados con un poco de agua o zumo.

Tisana. Es el método más habitual para consumir el reishi. Una cucharada por taza de agua. Dejar hervir 5 minutos y reposar tapado unos 10 minutos. Tomar dos o tres veces al día, endulzándolo con miel [8].

Precauciones
No se debe tomar el reishi durante más de 3 meses seguidos, pues puede causar vértigo, sequedad bucal, sangrado nasal y molestias estomacales. Lo ideal es tomarlo durante un máximo de dos meses, descansando otros dos y volviendo a tomarlo de nuevo durante un período de dos meses, de este modo, se evita una excesiva acumulación de sus potentes principios activos en nuestro organismo. No se debe combinar el reishi con medicamentos anticoagulantes y tampoco debe tomarse durante el embarazo o la lactancia sin consultar previamente con el médico.

Rhodiola

(*Rhodiola rosea, R. kirilowii*)

El escudo protector

La rhodiola es una planta que pertenece a la familia de las crasuláceas, género que contiene un pequeño número de hierbas medicinales. Realmente, es una recién llegada al grupo de las plantas adaptógenas, pues sus cualidades se han estudiado muy recientemente, pero debido a sus interesantes cualidades se está haciendo un lugar entre las hierbas más prometedoras de esta familia.

Hoy existen dos tipos de rhodiola en el mercado. Una de origen ruso y otra que proviene de China y Tibet. En el país tibetano, la rhodiola se encuentra en laderas rocosas por encima de los 3500 metros de altitud. Los chinos la llaman hongjingtian, debido a las flores rojas que adornan a la planta y por crecer en la altura (*hong*, significa rojo y *jingtian*, visión del cielo).

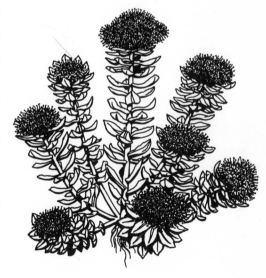

Los usos tradicionales de la rhodiola en la farmacopea tibetana son algo limitados, pero muy interesantes. Los médicos prescribían esta hierba en casos de disentería, dolor de espalda, inflamación de los pulmones con expectoración de sangre, menstruación dolorosa e irregular, leucorrea (flujo blanco vaginal) y heridas traumáticas. Según estas indicaciones, la rhodiola es una hierba refrescante y desintoxicante, capaz de vitalizar la circulación sanguínea.

En cambio, la planta de origen ruso crece en las zonas boreales del este de Siberia. Durante cientos de años, esta hierba ha sido una gran ayuda para las personas que habitaban en zonas donde el clima es extremadamente duro, ayudándoles a sobrellevar los problemas asociados al frío y la mala alimentación. Fueron los científicos rusos quienes más estudiaron el potencial de la rhodiola, sobre todo a partir de 1947, cuando empezaron a analizar plantas autóctonas de su país. Como resultado de esas investigaciones, la rhodiola se emplea, junto al eleuterococo, como suplemento alimenticio en el entrenamiento de atletas o cosmonautas a fin de incrementar su energía y hacerles más resistentes al estrés físico y mentaEl Instituto Tibetano de Biología en Elevadas Altitudes ha realizado extensas investigaciones sobre la rhodiola, confirmando su poder adaptógeno, que la hace útil para el tratamiento del "mal del altura", una enfermedad coún entre las personas que visitan zonas elevadas de la Tierra. Actualmente se comercializan cápsulas de rhodiola en Tibet como tratamiento para esta molestia.

En su hábitat natural, la rhodiola es una planta perenne y crasa, con flores rojas, rosadas o aroma es similar al de las rosas, y de ahí su sobrenombre latino de "rosea". Existen diversas especies de rhodiola. Las que más se utilizan son *Rhodiola rosea* y *R. kirilowii*, pero otras variedades muy prometedoras, como *R. eoccinca*, *R. crentinii*, *R. krifida*, o *R. atropurpurea*, están siendo investigadas tanto en China como en Rusia.

De la rhodiola se aprovecha la raíz, que es la parte de la planta que contiene mayor cantidad de principios activos. La piel exterior de la raíz es de color dorado, por lo que esta planta es conocida a veces con el nombre de "raíz dorada". En cambio, la parte interior de la raíz es de color rosado.

En Tibet, la rhodiola se recoge en gran cantidad (unas 10 mil toneladas al año, según el Instituto de Biología Tibetano), y se procesa en seis grandes factorías, que producen diversos preparados que tienen a la rhodiola como principal o único ingrediente. Actualmente podemos encontrar la rhodiola en buenos herbolarios y también en farmacias especializadas en la farmacopea china. Es de esperar que sus propiedades impulsen a una más amplia comercialización en el futuro cercano.

Principios activos

Aparte de algunos flavonoides, los componentes fundamentales de la rhodiola son el rosavín y el salidródido. Estas dos sustancias son las responsables de los efectos adaptógenos de la rhodiola, y como ocurre en casi todas las plantas medicinales, actúan de modo sinérgico, multiplicando sus efectos cuando están juntas. A la hora de adquirir comprimidos o extractos de rhodiola conviene comprobar la cantidad de principios activos del producto, ya que no todas las plantas contienen la misma cantidad de componentes medicinales. Incluso una recolección incorrecta o un secado inadecuado de las raíces pueden provocar la pérdida de algunos principios activos. La rhodiola de mejor calidad contiene un 2,5% de rosavín y un 1% de salidrósido [1].

Propiedades

La rhodiola es un adaptógeno bastante eficaz y de muy baja toxicidad, que presenta estas importantes propiedades farmacológicas:

• Estimula el sistema nervioso de un modo suave. La capacidad mental se multiplica bajo sus efectos, mejorando la memoria y el pensamiento racional. Algunas tareas complejas se realizan con mayor eficacia gracias a ella [2].

• Incrementa el número de leucocitos (glóbulos blancos encargados de luchar contra las infecciones), así como la cantidad de glucosa en la sangre, lo que nos permite estar más protegidos y sobrellevar con más energía nuestras tareas cotidianas. Esto se traduce en una mejor capacidad física y mayor resistencia ante el agotamiento o el estrés crónico [3].

• Es una planta protectora del corazón, ya que restablece rápidamente el ritmo cardiaco normal tras un gran esfuerzo físico. Además, es sabido que las personas sometidas a un gran estrés de modo continuado pueden acabar sufriendo enfermedades cardiacas. En este punto, la rhodiola ayuda a calmar el corazón, reduciendo la excesiva presión que ejercemos sobre él [4].

• En Rusia, esta planta se está utilizando como antidepresivo con resultados bastante esperanzadores. De hecho, la rhodiola incrementa el nivel de endorfinas en nuestro cerebro, lo que nos permite tener una mayor sensación de serenidad y optimismo ante la vida [5].

• Según algunas recientes investigaciones, llevadas a cabo en China sobre ratones de laboratorio, la rhodiola tiene unas interesantes cualidades antimutagénicas. En estos estudios, se ha sometido a los ratones a diversos factores adversos, como irradiaciones de microondas y envenenamiento por diversas sustancias capaces de provocar mutaciones genéticas. Pues bien, los animales tratados con esta planta demostraron una enorme resistencia a estos elementos nocivos. Estudios realizados sobre humanos señalan en la misma dirección, indicando las posibilidades anticancerosas de esta planta [6].

• Los flavonoides que contiene tienen una cierta capacidad para proteger el hígado frente a envenenamientos o toxinas, lo cual, sin duda,
contribuye a la mejoría general de la salud, pues el hígado es un órgano de gran importancia para todo el funcionamiento orgánico [7].

Quién debe tomarla

La rhodiola es una planta muy útil para diversas personas. Entre ellas
podemos señalar:

• Personas sometidas a situaciones físicas extremas, con gran derro-
che de energías físicas y bajo condiciones muy adversas: deportistas
de riesgo, aventureros, viajeros en países exóticos, etc. A estas personas, la rhodiola les ayuda a adaptarse mejor al ambiente, mejorando su resistencia general.

• Personas sometidas a un gran estrés emocional debido a problemas
familiares o personales, sobre todo si sienten que las tensiones les
afectan al corazón y les impiden dormir o hacer cualquier esfuerzo
importante.

• Trabajadores físicos o intelectuales en épocas de gran estrés.

• Cualquier persona que padezca una depresión moderada. En este caso,
hay que recordar que las depresiones graves o prolongadas en el tiempo requieren el consejo de un especialista en salud mental, ya que
puede ser necesario el uso de herramientas psicoterapéuticas.

Parte utilizada

La parte más valiosa de la rhodiola es su raíz, de la que se extrae la mayor
cantidad de principios activos.

Dosificación

Tisana. Una cucharadita de raíces finamente cortadas por taza de agua. Dejar hervir durante 10 minutos y luego permitir que repose tapado durante otros tantos minutos. Endulzar con miel. Tomarlo 3 veces al día.

Tintura. Tomar 20 gotas tres veces al día disueltas en un gran vaso de agua. Para fabricar una tintura casera se toman 30 gr. de raíces finamente cortadas (se puede usar un molino de café para reducirla a pedazos muy pequeños). Estas raíces se mezclan con 150 ml. de alcohol etílico de 96º. Dejar reposar una semana. Colar y tirar la parte sólida. La parte líquida se puede tomar a gotas diariamente, siguiendo la dosis indicada anteriormente [8].

Precauciones

Prácticamente no se conocen contraindicaciones en el uso de la rhodiola y su dosis tóxica está muy por encima de la cantidad que cualquier persona puede consumir.

Schisandra
(*Schisandra chinensis*)

Calma y fortalece el corazón

La schisandra es uno de los productos de la medicina tradicional china que empiezan a ocupar un lugar destacado en la farmacopea de occidente. Como indica su apellido botánico, esta planta es originaria del país amarillo, concretamente del norte y noroeste de China, aunque su hábitat se extiende a ciertas zonas limítrofes de la península coreana, Japón y el este de Rusia. Pero la schisandra, como otras muchas plantas, ha rebasado sus fronteras naturales de la mano del hombre y actualmente se cultiva en parques y jardines de todo el mundo. En el sur de Estados Unidos hay diversas variedades que crecen entre las Carolinas, Georgia y Florida, adaptadas al clima específico de la zona.

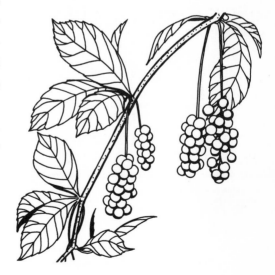

En su país de origen, esta planta es conocida con el nombre de Wu-wei-zi, que significa, literalmente, "fruto de los cinco sabores", y que requiere una pequeña explicación filosófica. Según la cosmovisión china, en la naturaleza existen cinco elementos fundamentales: la tierra, el agua, el fuego, el metal y la madera. Como consecuencia, existen cinco sabores posibles: ácido, dulce, salado, picante y amargo, sabores que están presentes en unos u otros alimentos.

Pues bien, los frutos de la schisandra, cuando se prueban, tienen la particularidad de evocar en nuestro paladar estos cinco sabores de un modo sucesivo, lo que indica, desde la perspectiva china, que nos hallamos frente a una planta completa, que contiene en sí todas las cualidades que puede presentar un vegetal.

Los herbalistas chinos conocen las propiedades de esta planta desde tiempo inmemorial, y ya en el año 2697 a.C., Pen-Tsao la catalogó en el libro amarillo del emperador. Tradicionalmente se ha utilizado en el tratamiento de la fatiga, la neurastenia y la espermatorrea (pérdidas nocturnas de semen), y tanto los hombres como las mujeres la consumían para mejorar su vida sexual. Según el sistema de meridianos chino, favorece el pulmón, el corazón y el riñón, purificando la sangre e incrementado la energía renal.

Botánicamente, forma parte de la antigua familia de las magnolias, aunque lejos de sus parientes arbóreos, la schisandra es una bonita enredadera de tallos leñosos que puede alcanzar los 8 metros de altura. Llama la atención por su aroma, y cuando florece, por sus inflorescencias en forma de espigas terminales. El fruto es una baya de color rojizo, que se recolecta al final del verano o principios del otoño, justo cuando ha alcanzado la plena madurez. Precisamente es el fruto, una vez desecado, el principal elemento medicinal de esta planta.

Las bayas se pueden tomar crudas, aunque actualmente también se elaboran algunos preparados a partir de ellas. Aunque la schisandra era una planta prácticamente ignorada hasta hace poco, resulta cada vez más fácil conseguirla en los buenos herbolarios. En las zonas donde hay una importante colonia asiática, las farmacias y tiendas de alimentación chinas son también un lugar ideal para adquirirla.

Principios activos

La schisandra contiene, como muchas plantas, aceites esenciales y vitaminas, pero su principal principio activo es la schisandrina. Es un lignano con importantes cualidades antioxidantes y regeneradoras del hígado. Esta sustancia tiene un importante papel como adaptógeno, regulando el aprovechamiento de la energía por parte de las células. Es por tanto muy eficaz en los períodos de cansancio o convalecencia. Además, es un regulador orgánico, que tiene efectos relajantes en unos órganos y estimulante en otros. Por otra parte, la schisandrina parece tener importantes propiedades antibacterianas, por lo que puede ser útil en el tratamiento de diversas afecciones como la disentería o aquellas causadas por estafilococos [1].

Propiedades

Aunque ha sido una gran desconocida hasta hace relativamente poco tiempo, la schisandra tiene importantes propiedades que la hacen muy atractiva en los tiempos modernos:

• La schisandra mejora considerablemente la capacidad de concentración y el rendimiento intelectual. Esta planta incrementa la memoria y hace que las actividades mentales se realicen de un modo más relajado y productivo. Por las mañanas, la schisandra nos ayuda a despertarnos, pero lo hace suavemente y sin los efectos nocivos que el exceso de café puede tener sobre nuestro organismo. Es una gran aliada en las épocas de gran trabajo mental sin crear dependencias ni perjudicar a nuestro organismo [2].

• Es una planta tonificante, que estimula el funcionamiento de todo el organismo. En las situaciones de estrés y ansiedad, la schisandra nos calma y ayuda a recobrar las energías con más rapidez. Al parecer, y según las últimas investigaciones, parece claro que la schisandra optimiza el gasto de energía celular, regulando el modo en que afrontamos los esfuerzos. Los reflejos se agudizan gracias a ella, y nuestra fuerza física se incrementa, ya que las energías se aprovechan de un modo más eficiente [3].

• Es una planta hepatoprotectora, es decir, que ejerce una acción preservadora del hígado. Este importante órgano tiene entre sus misiones la de neutralizar todos los venenos o toxinas que circulan por nuestro organismo y puede sufrir por ello un gran desgaste, como lamentablemente saben todos los alcohólicos. Aquellas personas que padecen de hepatitis vírica o cirrosis, pueden beneficiarse de su capacidad para regenerar los tejidos del hígado. En todo caso, sea cual sea nuestro estado de salud, la schisandra refuerza el poder de este órgano y mejora el bienestar general [4].

• Su efecto sobre el riñón ayuda a las personas que padecen enfermedades de las vías urinarias. Es especialmente útil en problemas de incontinencia, flujo vaginal, pérdida nocturna de semen o irritación al orinar (cistitis). Es sabido que esta planta incrementa los fluidos sexuales en el hombre y la mujer, pero además ayuda a regular los órganos reproductivos [5].

• Tiene un discreto efecto rejuvenecedor, no sólo por su capacidad para proteger el hígado, sino por su cualidad como antioxidante celular, luchando contra los radicales libres con una fuerza bastante mayor que la de la vitamina E [6].

- Según la tradición china, esta planta retiene el *chi* o energía pulmonar, siendo útil en casos de tos, respiración silbante y asma [7].

- En casos de palpitaciones, sudoración nocturna, irritabilidad, sueño inquieto, pesadillas o insomnio, la schisandra demuestra ser una planta de grandes cualidades calmantes y tónicas. Al parecer, estas propiedades se deben a su poder para calmar el corazón [8].

Quién debe tomarla

La schisandra es una planta muy apropiada para los siguientes colectivos:

- Trabajadores en épocas de gran esfuerzo mental o físico. Pues ayuda a despertar la mente y a regular el funcionamiento del cuerpo para que aproveche al máximo sus energías.

- Personas en período de convalecencia tras alguna enfermedad. Se verán especialmente beneficiados aquellos que padezcan o hayan padecido problemas en el hígado o el aparato urinario.

- Quienes tienen problemas para conciliar el sueño o sufren diversos problemas mientras duermen pueden sentir un gran alivio gracias a la schisandra.

- Aquellos que están alcanzando la edad madura pueden también sentir sus efectos rejuvenecedores.

- Tanto los hombres como las mujeres con problemas sexuales experimentarán un incremento de sus capacidades amatorias. Se recomienda en especial para los hombres con problemas de eyaculación precoz y para las mujeres con dificultades de lubricación vaginal. En todo caso, dado que el origen de estos problemas es en muchos casos psicológico, es importante recabar el consejo de un profesional sanitario (psicólogo o sexólogo).

Parte Utilizada

La parte utilizada de la schizandra son sus frutos.

Dosificación

Cada vez es más fácil encontrar la schisandra en sus diversas presentaciones:

Bayas crudas. Tomar 3 ó 4 al día por las mañanas. Ensalivarlas con cuidado antes de tragar con un gran vaso de agua. Hay que aclarar que su sabor no gusta a todo el mundo.

Tisana. Tomar cada mañana una decocción a base de una cucharada de bayas por taza de agua. Dejar hervir durante 10 minutos y reposar tapado hasta que esté a una temperatura agradable. Según la tradición china, hay que tomar esta tisana durante cien días para alcanzar los mejores resultados con esta planta, pero en realidad, sus efectos se notan mucho antes. Sus efectos son acumulativos.

Cápsulas. Tomar cápsulas de unos 400 mg. tres veces al día.

Tintura. De 30 a 60 gotas disueltas en un gran vaso de agua. Tomar dos o tres veces al día [9].

Precauciones

La schisandra es una planta bastante suave, pero debe evitarse su consumo después de mediodía pues puede provocar insomnio. Paradójicamente, si se toma por la mañana, ayuda a conciliar el sueño por la noche, pero esto se debe a su efecto tranquilizante sobre el corazón y el sistema nervioso central. Como sucede con todos los adaptógenos, debe evitarse su consumo por parte de niños pequeños o mujeres embarazadas.

Uña de gato

(*Uncaria tomentosa*)

Esperanza contra el cáncer

La uña de gato (conocida en inglés como *Cat's Claw*) es una liana de origen amazónico, que crece libremente en zonas selváticas de Perú, Colombia y Bolivia. Esta planta se enreda en los altos árboles de su región de origen, en busca de la luz solar, y puede llegar a medir hasta 20 m. de altura.

Existen en todo el mundo unas sesenta especies de *Uncaria*, pero ninguna otra especie posee las cualidades de la *Uncaria tomentosa*. Este es un detalle importante, pues hay algunas presentaciones en el mercado que no están hechas a partir de la *U. tomentosa*, sino de otras *Uncarias* de diverso origen, que aunque

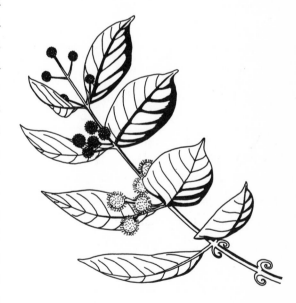

pueden tener algunas propiedades medicinales, no poseen las de esta especie. Es necesario, por tanto, fijarse bien en la etiqueta de los productos y comprobar el nombre científico de la especie usada, que debe figurar claramente indicado.

La característica más destacada de esta planta se encuentra en sus largos tallos. Estos tallos, de color marrón oscuro y tacto leñoso, poseen unas espinas curvadas, espinas que crecen en el mismo punto en el que nacen sus hojas. Estas espinas recuerdan claramente a las uñas de los felinos, y dan nombre a toda la planta. Las hojas de la uña de gato son opuestas y alargadas con un característico color verde oscuro y profundos nervios. Cuando florece, presenta unas hermosas flores que varían entre los tonos amarillentos hasta los violetas o rosados.

Dentro de la medicina tradicional de Perú, esta planta se aprovecha en el tratamiento de diversas dolencias, como pueden ser la osteoporosis, la psoriasis, enfermedades renales y problemas de riego sanguíneo. En algunas zonas de Colombia se utiliza en el tratamiento de las enfermedades de transmisión sexual más comunes, como la gonorrea. No son pocos los curanderos indígenas que afirman su poder para sanar el cáncer, y como veremos más adelante, las investigaciones actuales van en esa misma dirección, dando la razón a lo que la sabiduría popular viene afirmando desde hace tiempo.

De esta planta se aprovecha la corteza de sus ramas, aunque últimamente también se está estudiando el potencial curativo de hojas y raíces. En Perú, la uña de gato se cultiva de forma controlada. Actualmente, las leyes de este país protegen a la uña de gato en su hábitat natural, y prohíben la recolección de ejemplares silvestres, ya que la recogida masiva de estas plantas estaba amenazando la supervivencia de la especie.

La corteza de la uña de gato una vez cosechada, se seca y a continuación se muele finamente para obtener el polvo de planta. Con este polvo se fabrican cápsulas y comprimidos. En la actualidad, estas preparaciones se encuentran fácilmente en los herbolarios y muchas tiendas dietéticas.

Principios activos

La uña de gato contiene los siguientes principios activos:

• Alcaloides como la mitrafilina e hirsutina que parecen ser los responsables de sus acciones antidegenerativas e inmunoestimulantes.

• Glicósidos del ácido quinóvico, que explican sus cualidades antivirales.

• Proantocianidina, un poderoso antioxidante que retrasa el envejecimiento celular.

• Taninos. Sustancias responsables de sus efectos anti-inflamatorios [1].

Propiedades

La uña de gato es una planta muy interesante, cuyas virtudes estamos empezando a descubrir. Entre las más importantes podemos destacar las siguientes:

• La uña de gato es una de las plantas más prometedoras en el tratamiento de los tumores celulares de todo tipo y se están haciendo diversos estudios en este sentido. Favorece la fagocitosis (eliminación de bacterias y células cancerígenas), por lo que está resultando de gran interés en el tratamiento del cáncer. Es además antimutagénica, lo que quiere decir que evita las mutaciones genéticas responsables del cáncer. Por otro lado, parece reducir los efectos nocivos de algunas terapias usadas para tratar el cáncer como la quimioterapia o la radioterapia [2].

• Esta planta presenta propiedades inmunoestimulantes muy apreciables. En un estudio, trece pacientes portadores del virus de inmunodeficiencia humana (VIH) que rehusaron tomar su medicación, incrementaron la presencia de leucocitos en su sangre gracias al consumo prolongado de esta planta. Por supuesto, nosotros no defendemos que nadie abandone un tratamiento médico para tomar esta o cualquier otra planta, pero no cabe duda de que estudios como éste demuestran el poder de la uña de gato para estimular las defensas inmunitarias. Usada de un modo racional y bajo asesoramiento médico, puede ser un buen complemento en todo tipo de inmunodepresiones e incluso en algunas enfermedades autoinmunes como la esclerosis múltiple [3].

- Infecciones víricas. Esta planta está especialmente indicada en los casos de infección por virus, como puede ser la gripe, o problemas de la piel como el herpes. Las cualidades antivíricas de la uña de gato vienen avaladas por la presencia de diversos glicósidos y está siendo recomendada como remedio complementario en casos de sida [4].

- Es también apropiada como elemento rejuvenecedor, dada su habilidad para reducir los radicales libres, culpables del envejecimiento celular. Algunas fuentes recomiendan su uso en males como el Alzheimer [5].

- Problemas inflamatorios. La uña de gato, gracias a sus taninos, se está empleando con éxito en el tratamiento de diversas enfermedades inflamatorias, tales como la artritis reumatoide o la artrosis [6].

- Por último, esta planta parece tener cualidades muy útiles en el tratamiento de diversos males gastrointestinales, como la enfermedad de Crohn y las úlceras gástricas [7].

Quién debe tomarla

Esta planta es apropiada para los siguientes colectivos:

- Personas que hayan padecido o estén padeciendo algún tipo de tumor. La uña de gato es especialmente eficaz en el tratamiento de estos problemas, siempre como terapia complementaria al tratamiento que haya prescrito el médico.

• Pacientes cancerosos que hayan sido sometidos a radio o quimioterapia, ya que la planta les ayuda a recuperarse más rápidamente de
los efectos secundarios de este tipo de tratamientos.

• Todo tipo de personas que tengan problemas con su sistema inmunitario y que estén expuestos a infecciones repetidas de cualquier
tipo, sobre todo en invierno o en épocas de gran estrés.

• Pacientes afectados por infecciones víricas como la gripe, el herpes
o el VIH, teniendo en cuenta las recomendaciones señaladas con
anterioridad.

• Individuos de edad avanzada o que empiecen a notar algunos síntomas
del envejecimiento corporal.

• Personas aquejadas de problemas inflamatorios o digestivos.

Parte utilizada

De la uña de gato se aprovecha fundamentalmente la corteza.

Dosificación

Cápsulas y Comprimidos. Esta es la presentación habitual de la planta y se recomienda tomar entre 500 y 1.000 mg. diarios, repartidos
en varias tomas (por ejemplo, dos cápsulas de 500 mg. por la mañana y a mediodía).

Tisana. Realizar una decocción con 20 ó 30 gr. de corteza por litro de
agua. Dejar hervir 10 minutos y reposar tapado. Tomar tres tazas al
día [8].

Precauciones

Algunas personas han sentido molestias gástricas tras un consumo prolongado de la planta, lo que puede estar relacionado con la presencia de
taninos en ella. Es aconsejable realizar interrupciones del tratamiento (de
una semana) cada dos o tres meses. Así se evita una excesiva acumulación
de principios activos en el organismo y cualquier molestia estomacal. Por
otro lado, como medida de precaución habitual, deben evitar su uso las
mujeres embarazadas y no se debe administrar a los bebés.

Valeriana

(*Valeriana officinalis*)

El calmante natural

Entre los remedios más tradicionales y conocidos, contamos con la valeriana, una poderosa planta calmante que goza de merecido aprecio en la farmacopea occidental. Su propio nombre da idea de este aprecio, ya que parece provenir del término latino valere, que significa, literalmente, estar bien de salud. Los antiguos griegos ya alababan sus virtudes, mientras que en la Edad Media se aprovechó como sedante y como medicamento para tratar la epilepsia. En algunos lugares se la conoce también por el nombre de "hierba de los gatos", pues su olor parece atraer a estos felinos.

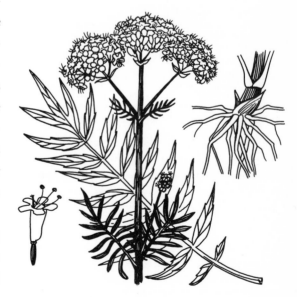

La valeriana (cuyo nombre común en inglés es *valerian*)

pertenece a su propia familia botánica, las valerianáceas, que comparte con otra planta de similares características y efectos sobre la salud, la milamores o *Centranthus ruber*. La valeriana, concretamente, es una planta vivaz. Cada año, cuando termina el otoño, esta hierba pierde sus partes superiores, que se secan por completo, mientras la raíz sigue viviendo bajo tierra, esperando a la primavera para dar lugar a nuevas ramas y hojas.

La planta crece hasta una altura cercana al metro. Su tallo es grueso e irregular, con diversas estrías y venas. Se trata de un tallo completamente hueco y tiene al gusto un sabor profundamente amargo. Produce hojas compuestas, que se desarrollan en seis a diez pares de foliolos. Los bordes de estas hojuelas son irregulares y tienen muy marcadas sus venas. Llama la atención el hecho de que sus rabillos aparecen unidos a la base, por lo que es difícil saber dónde acaba el tallo y dónde comienza la hoja propiamente dicha.

La valeriana florece entre la primavera y el verano, dependiendo del lugar donde crezca. Cuanto más hacia el norte se encuentre o mayor sea su altitud, más tardío será el florecimiento. En cualquier caso, estas flores crecerán en ramilletes que surgen en el extremo superior del tallo, y son de color rosado, blanco o violáceo. Las semillas que surgen de estas flores están contenidas dentro de unos vilanos plumosos, que vuelan con el viento en busca de nuevos lugares donde germinar y dar lugar a nuevas plantas.

Se cría de modo natural en prados y claros de los bosques, siempre en sitios frescos y con ligera umbría, prefiriendo las localidades norteñas y las zonas de montaña. Por supuesto, en la actualidad la valeriana se cultiva ampliamente para abastecer el comercio de plantas medicinales. En estos casos, se planta de semilla o de gajo, recogiéndola en el segundo año para su tratamiento y empaquetado. Su cosecha en grandes cantidades nos permite encontrarla fácilmente en herbolarios y en los comercios de alimentación general, junto a otras infusiones de uso común, como el té o la camomila.

De la valeriana se aprovechan las raíces, tanto principales como secunda-rias. Generalmente son raíces pequeñas y nudosas, que penetran poco en la tierra, pero que generan un buen número de raicillas que crecen de modo horizontal y que a veces se confunden con algunos tallos subterráneos.

Estas raíces se arrancan, con el resto de la planta, a finales del verano y en el otoño. Después de lavarla cuidadosamente para eliminar cual-quier resto de tierra o residuos, se pone a secar, sea a medio sol o a la sombra. La raíz fresca es inodora, pero cuando está seca desprende un olor muy peculiar, que ayuda a identificarla inmediatamente. Este olor, que a decir verdad es bastante nauseabundo, recuerda claramente al de los calcetines sucios, por lo que en muchas ocasiones se suele mezclar la valeriana con otras plantas afines, como la pasiflora, a fin de camuflar su aroma al hacer una tisana.

Principios activos

La valeriana contiene aceites esenciales de composición muy compleja. Estos aceites, responsables de sus efectos espasmolíticos, contienen las siguientes esencias: pineno, canfeno, valeranona, ácidos valerénico e iso-valeriánico, borneol, mirtenol y valenol. Además, esta planta contiene éste-res iridiodes, tales como el valtrato o el valepotriato, sustancias con claro efecto sedante y anticonvulsivo. La mezcla de todas estas sustancias, más algunos heterósidos, ejerce una amplia y profunda acción sobre el siste-ma nervioso [1].

Propiedades

La valeriana presenta estas valiosas propiedades:

• Es un excelente sedante del sistema nervioso. Por ello, es muy apropia-da en los casos de nerviosismo, tensión extrema o ansiedad. En oca-siones, el nerviosismo extremo provoca dolores de difícil localización, vómitos o espasmos. La valeriana calma los síntomas del estrés agudo, ayuda a relajar la mente y a calmar el cuerpo, relajando los músculos y predisponiendo al descanso [2].

- Estas cualidades nos llevan a su segunda indicación característica, la de provocar el sueño. Una tisana de valeriana antes de dormir ayuda a relajar la mente, ayudando al cuerpo a pasar una noche tranquila [3].

- En los dolores de cabeza recurrentes, la valeriana es un calmante muy eficaz, sobre todo si estos dolores vienen provocados por tensiones mentales o exceso de trabajo intelectual. Otras cefaleas, por ejemplo las de origen digestivo o por dificultad visual requerirán otro tipo de tratamiento específico [4].

- Esta planta reduce las palpitaciones, sobre todo cuando éstas están propiciadas por el nerviosismo o el estrés emocional. No hay que olvidar que en muchos casos, el estrés no viene producido por los problemas laborales o económicos, sino por dificultades sentimentales. Este tipo de estrés tiene un efecto muy claro sobre el corazón, por ejemplo, con molestas palpitaciones a la hora de dormir. Pues bien, la valeriana es la planta más eficaz para tratar este tipo de estados nerviosos [5].

- Es antiespasmódica, por lo que se recomienda en los casos de dolor abdominal causado por calambres del intestino o, en el caso de la mujer, por dificultades menstruales. En muchos casos, estos calambres tienen un origen nervioso, por lo que esta planta está doblemente indicada [6].

Quién debe tomarla

La valeriana se recomienda a los siguientes colectivos:

- Quienes se sientan nerviosos, agitados o tensos, con dificultad para encontrar la serenidad, pueden consumir esta planta con total confianza en sus resultados. La valeriana es uno de los mejores tranquilizantes con los que podemos contar.

- Las personas que tienen dificultades puntuales para conciliar el sueño, como por ejemplo, los estudiantes antes de exámenes importantes o aquellos que tengan la costumbre de llevarse sus problemas laborales a la cama, encontrarán en esta planta un buen remedio. En cambio, si el insomnio es persistente, o no parece tener causas externas que lo justifiquen, será más apropiado aprender técnicas de relajación o practicar técnicas como el yoga, ya que el uso continuo de la valeriana no es recomendable en estos casos.

- Pacientes con dolores abdominales o calambres menstruales de claro origen nervioso.

- Personas con palpitaciones o problemas emocionales graves, que han sufrido algún tipo de pérdida sentimental dolorosa que les impide encontrar la calma o el consuelo.

- Pacientes aquejados de cefaleas de origen nervioso o causadas por tensiones laborales.

- Por último, la valeriana es muy útil para aquellos que acaban de padecer algún tipo de trauma o shock nervioso. Es el primer remedio a aplicar en estos casos, ya que reduce el miedo y la sensación de impotencia que se siente en esos momentos.

Parte utilizada

La parte de la valeriana que contiene sus principios activos es la raíz.

Dosificación

Polvo de raíz. Tomar de 1 a 4 gr. de polvo al día. Disolverlo en un vaso de agua o zumo.

Tisana. Una cucharadita por taza de agua hirviendo. Dejar hervir 15 minutos a fuego suave y enfriar durante unos 20 minutos. Tomar tres tazas al día en épocas de gran nerviosismo. Si lo que se desea es conciliar el sueño, tomar solamente una taza al menos una hora antes de dormir.

Cápsulas. Tomar tres cápsulas al día. Para conciliar el sueño, dos un par de horas antes de dormir.

Tintura. Tomar 20 gotas de tintura en tres tomas repartidas en las comidas principales. Disolver en un vaso de agua o zumo.

Extracto fluido. De 10 a 20 gotas, de 2 a 3 veces al día. Disolver las gotas en un vaso de agua.

Extracto seco. Tomar de 0,3 a 2 gr. al día [7].

Precauciones

No se debe abusar de esta planta, ya que puede provocar dependencia, y a grandes dosis, un sueño agitado, dolores de cabeza, espasmos musculares o palpitaciones. Es muy recomendable hacer tratamientos discontinuos, tomándola durante diez días y descansando dos semanas antes de volver a consumirla. De este modo se evita que el organismo se habitúe a ella. Tomándola en las dosis indicadas y de modo discontinuo, la valeriana es una planta muy segura y útil. Como es una hierba calmante e hipnótica, no debe tomarse si se manejan herramientas, cuando se ejercen actividades peligrosas o antes de ponerse al volante de un automóvil.

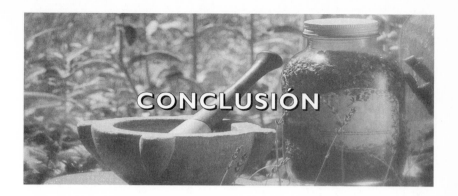

CONCLUSIÓN

A lo largo de esta obra hemos estudiado detenidamente las características físicas, propiedades medicinales y modo de administración de veintidós plantas adaptógenas especialmente seleccionadas. Las plantas adaptógenas representan una de las categorías vegetales más importantes con las que contamos en la actualidad, ya que se trata de hierbas que nos permiten afrontar los esfuerzos de un modo eficaz, aprovechando al máximo nuestras energías naturales y normalizando las funciones de nuestro cuerpo.

Debido a la continua demanda y al incremento de la información por parte del público, estas plantas son cada vez más fáciles de obtener, y se procesan y comercializan a precios cada vez más asequibles. La medicina herbaria del siglo XXI tiene en ellas a sus mejores aliadas, y no es extraño que haya sido en nuestra época, tan exigente a todos los niveles, cuando estas plantas hayan comenzado a ser reconocidas e investigadas de un modo profundo y riguroso.

Con esta obra, esperamos haber contribuido a un conocimiento más certero del novedoso mundo de las plantas adaptógenas, pero sobre todo queremos animar al lector a que las pruebe, a que experimente con ellas, siguiendo siempre las dosis y respetando las precauciones indicadas para cada una de ellas. De este modo, probándolas, podrá descubrir cuáles son las que mejor se adaptan a su constitución física y a sus necesidades vitales en cada momento.

Las plantas medicinales, nuestras antiguas compañeras y aliadas, están ahí para ayudarnos, para convertirnos en lo que de verdad merecemos y deseamos ser: unos auténticos triunfadores en la vida.

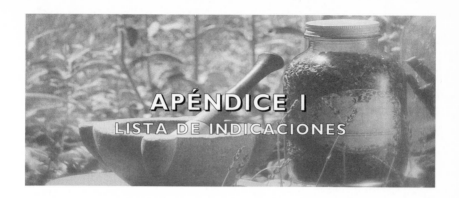

A continuación resumimos las indicaciones más destacadas de las hierbas medicinales y las hierbas que nos pueden ayudar a solucionar dichos problemas. Para cada indicación, hemos destacado la planta más eficaz del conjunto, aunque las demás pueden utilizarse con buenos resultados.

Ansiedad, nerviosismo: aralia, schisandra, maca, oroval, valeriana.

Cansancio físico: astrágalo, codonopsis, eleuterococo, ginseng, maca, oroval, reishi.

Circulatorios, problemas: astrágalo, codonopsis, dong quai, eleuterococo, ginkgo, ginseng, gotu kola, poligonum, reishi, rhodiola, schisandra, valeriana.

Concentración, dificultades: eleuterococo, ginkgo, ginseng, gotu kola, guaraná, hipérico, rhodiola, schisandra.

Depresión, tristeza: eleteurococo, ginseng, hipérico.

Digestivos, problemas: ajedrea, andrographis, codonopsis, guaraná, hipérico, poligonum.

Dolores: andrographis, dong quai, oroval, valeriana.

Envejecimiento: ginkgo, ginseng, gotu kola, poligonum, oroval, schisandra, uña de gato.

Hepáticos, problemas: andrographis, gotu kola, hipérico, rhodiola.

Infecciones: ajedrea, andrographis, aralia, bardana, dong quai, equinácea.

Inflamaciones: andrographis, equinácea, ginseng, oroval, uña de gato

Inmunidad baja: andrographis, astrágalo, codonopsis, eleuterococo, equinácea, ginseng, oroval, reishi, rhodiola, uña de gato.

Insomnio: andrographis, aralia, gotu kola, hipérico, oroval, schisandra, valeriana.

Intoxicación, impurificación orgánica: bardana, rhodiola.

Respiratorios, problemas: astrágalo, ajedrea, codonopsis, ginkgo.

Sexuales, disfunciones: astrágalo, dong quai, ginseng, guaraná, maca, poligonum.

Somnolencia: ajedrea, guaraná.

Tumores: andrographis, oroval, reishi, rhodiola, uña de gato.

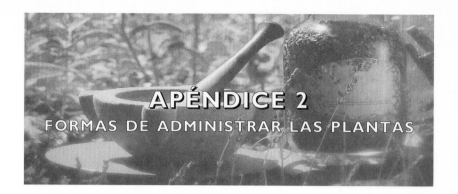

APÉNDICE 2
FORMAS DE ADMINISTRAR LAS PLANTAS

Aceite esencial. Todas las plantas contienen sustancias oleosas, que denominamos de manera genérica "aceites esenciales". Estos aceites se extraen en laboratorio y se presentan en el mercado en pequeños botes de cristal tintado provistos de cuentagotas para su dosificación exacta. Su principal característica es que contienen gran cantidad de principios activos muy puros y concentrados, de ahí la necesidad de una correcta administración. Los aceites se pueden utilizar por vía interna o externa. Por vía interna se vierten unas gotas en un vaso y se bebe. Por vía externa se mezclan unas gotas con otros aceites para masaje (aceite de oliva o de almendras dulces), o bien se calientan para que desprendan su aroma, aunque hay que aclarar que usos externos no se suelen emplear con las plantas adaptógenas. En cualquier caso y debido a su alta concentración, estos aceites han de diluirse siempre y nunca se deben consumir directamente ni aplicarlos en forma pura sobre la piel, pues pueden producir intoxicaciones o quemaduras.

Cápsulas y Comprimidos. Las cápsulas y comprimidos se fabrican a partir de polvo de planta. Tienen las mismas propiedades que el polvo, pero además, como todos sabemos, se trata de presentaciones muy cómodas para el consumidor. Es muy fácil llevar la dosis diaria de pastillas en un pastillero en el bolsillo o en un bolso de mujer, y se pueden ingerir fácilmente en cualquier momento, eso sí, acompañadas siempre de un gran vaso de agua. Esto permitirá que se disuelvan fácil y rápidamente en el estómago. La diferencia fundamental entre las cápsulas y los comprimidos es que las primeras están constituidas por una cubierta de gelatina sólida en cuyo interior se encuentran los principios activos. Los comprimidos, en cambio son presentaciones de polvo de planta compactado y generalmente mezclado con algo de celulosa, un material vegetal inerte que incrementa el volumen y solidifica la mezcla. A efectos medicinales, no existen diferencias importantes entre una y otra presentación, razón por la cual las tratamos de forma indistinta en este volumen.

Decocción o cocimiento. La decocción es una forma de tisana en la que se hierve durante varios minutos el material vegetal a fin de extraer totalmente sus principios solubles en agua. Es apropiada para el material vegetal más duro, que necesita un mayor tiempo de cocción a fin de lograr una completa extracción: raíces, tallos leñosos o gruesos, y las semillas grandes

Extractos. El extracto de planta se obtiene en laboratorios, evaporando las partes líquidas del vegetal. Los extractos son sólidos, pero se pueden someter a otros procesos para convertirlos en líquidos. Los extractos se encuentran en buenos herbolarios, pero pueden ser algo más difíciles de obtener que las tinturas. Se trata de sustancias muy concentradas que requieren una dosificación exacta, pero que en líneas generales producen buenos resultados.

Infusión. La infusión es una tisana de breve duración, especialmente útil para preparar aquellos compuestos vegetales más delicados, que se estropearían en exceso si la cocción fuera demasiado prolongada. Estos compuestos son las hojas y las flores, así como los tallos verdes y finos. Generalmente, en la infusión se hierve el material vegetal durante uno o dos minutos como máximo, o bien se vierte el agua hirviente sobre un recipiente en cuyo fondo se encuentra el material vegetal. Como toda tisana, se deja reposar durante unos minutos tapada y se cuela antes del consumo.

Jarabe. Los jarabes son preparaciones dulces que se obtienen disolviendo azúcar en una solución acuosa que contiene los principios activos de la planta. Los jarabes se conservan durante un tiempo prolongado y evidentemente tienen un sabor dulce, que los hace muy agradables al paladar. Esta presentación es especialmente apropiada para aquellas hierbas que tienen un sabor particularmente amargo o desagradable. Son muy recomendables, excepto para las personas que padecen de diabetes.

Polvo de planta. De forma tradicional, el polvo de la planta se obtiene secándola a la sombra durante un período más o menos largo, o en hornos de baja temperatura, y moliéndola hasta obtener partículas finas que puedan ser ingeridas sin dificultad. En la actualidad, algunas plantas se congelan antes de su molienda, lo que permite conservar mejor sus principios activos, pues algunos métodos tradicionales de secado, si no se realizan correctamente, pueden provocar una pérdida de las sustancias medicinales. El polvo es una de las presentaciones más completas, pues contiene todos los principios activos de la planta. Su principal dificultad es a la hora de tomarlo, pues hay que dosificarlo correctamente, lo que lo hace muy incómodo de usar. Normalmente, el polvo en bruto se mezcla con agua o zumos para su consumo. En los laboratorios, se suelen concentrar para fabricar cápsulas o bien entra a formar parte de la composición de jarabes o tinturas.

Tintura. La tintura es una forma de extraer los principios activos de una planta sumergiéndola durante varios días en alcohol etílico. Este método permite extraer todas las sustancias alcohol-solubles que contiene el material vegetal. Es un método muy eficaz, aunque requiere algo de cuidado y paciencia. Por regla general, las tinturas se encuentran fácilmente en herbolarios y tiendas de dietética, por lo que no recomendamos su preparación casera a menos que dispongamos de buenos conocimientos herbales. Para consumir la tintura, se vierten unas pocas gotas (según dosificación indicada) en un vaso de agua o sobre un terrón de azúcar. Las personas demasiado sensibles al alcohol pueden tener alguna reacción adversa incluso en estas pequeñísimas dosis, pero generalmente es segura para la mayor parte de la población. Los niños no deben tomarlas bajo ningún concepto.

Tisana. El término "tisana" denomina de modo genérico todas las preparaciones en las que se extraen los principios activos de la planta en agua hirviendo. Las tisanas son un método muy popular de preparar las plantas medicinales, hasta el punto de que muchas personas apenas conocen otro. Hay que tener claro, en todo caso, que una tisana nos permite extraer aquellas sustancias medicinales que son solubles en agua, pero no las que se disuelven en alcohol. Aún así es un método apropiado para consumir una gran cantidad de plantas medicinales. Las dos formas fundamentales de tisana son la decocción o la infusión, cuyas diferencias se han explicado anteriormente. Las tisanas, no importa su tiempo de elaboración, se dejan enfriar tapadas hasta que tienen una temperatura agradable al paladar y se cuelan antes de su consumo. Como algunas plantas tienen un sabor demasiado amargo, se pueden endulzar con miel.

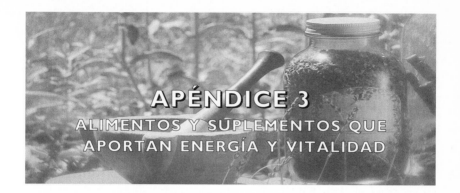

Aunque a través de este libro hemos analizado los mejores adaptógenos vegetales que se conocen actualmente, no hay que olvidar que la dieta es un factor esencial a la hora de mejorar nuestro tono vital y gozar de buena salud. De este modo, una dieta sana, variada y completa es la mejor aliada de nuestro organismo. Afortunadamente existen muchos alimentos y suplementos alimenticios que nos permiten elevar la energía física o mental, y a continuación ofrecemos una selección de los más interesantes para nuestra salud.

Algas

En la actualidad, las algas están entrando con fuerza en las cocinas occidentales, pues ya reinaban desde hace mucho tiempo en países como Japón. Esta invasión debe ser bienvenida, ya que estas plantas marinas son unos extraordinarios agentes de salud y nutrición equilibrada.

Algunas algas son excelentes para las personas con sobrepeso, pues provocan una sensación de saciedad que impide comer en exceso. Además, su alto contenido en yodo ayuda a regular el metabolismo. Las algas reducen el colesterol y estimulan la circulación sanguínea. Tienen un efecto beneficioso sobre el sistema inmunitario y poseen una acción desintoxicante muy clara. Contienen gran cantidad de minerales, ya que el agua de mar es muy rico en ellos, minerales que son esenciales para nuestro bienestar.

Las algas se pueden añadir en muchos platos, y de hecho se utilizan en sopas o añadiéndolas a ensaladas o rellenos. Dados sus buenos resultados culinarios y curativos, es de esperar que sean un elemento básico de la dieta en este nuevo siglo.

Arroz integral

El arroz es uno de los alimentos más antiguos de la humanidad, y su variedad blanca (sin cáscara) sigue siendo el principal ingrediente culinario en muchos países de Asia. El arroz integral es un cereal que nos aporta gran cantidad de energía que se libera lentamente, lo que nos permite aprovecharla de un modo gradual, acorde con nuestras necesidades de cada momento.

Los carbohidratos del arroz no son sólo útiles para fortalecer nuestro organismo, sino que tienen un efecto favorable sobre nuestro estado de ánimo. Estos hidratos de carbono elevan los niveles del neurotransmisor serotonina. Un nivel correcto de serotonina en nuestro cerebro induce estados de relajación, serenidad, placer y equilibrio emocional, mientras que los niveles insuficientes provocan decaimiento, irritabilidad y tristeza.

Podemos encontrar múltiples variedades de arroz en el comercio, pero las principales son el arroz blanco (de grano largo, medio o corto), el vaporizado, el basmati y el arroz integral. Este último es el arroz más natural, pues contiene en su cáscara gran cantidad de vitaminas y minerales, aunque su cocción es más lenta que la del arroz blanco. La gran variedad de arroces nos permite crear diversos platos, con la ventaja de que este cereal combina perfectamente con cualquier tipo de alimento.

En líneas generales, aconsejamos consumir arroz al menos un par de veces por semana. Aquellas personas que realicen trabajos físicos intensos, así como los deportistas deben incorporarlo a su dieta con mayor frecuencia.

Avena

La avena es un cereal muy común, dotado de grandes propiedades medicinales. Proporciona gran cantidad de energía de liberación lenta, además de contener una buena dosis de fibra alimenticia, excelente para el aparato digestivo. Es un buen relajante del sistema nervioso y puede consumirse en estados de ansiedad. Las personas debilitadas, que sufren por el frío en invierno, o que se sienten atónicos pueden consumir este cereal al menos una vez a la semana.

Germen de trigo

El germen de trigo es un componente de este cereal que actualmente se desecha para producir la harina blanca. El germen es la plántula del trigo presente en la semilla, que contiene gran cantidad de proteínas, aceites grasos muy sanos y una elevada proporción de vitamina E.

El consumo de vitamina E mejora el aspecto y la textura de la piel y el cabello, actuando de un modo muy beneficioso sobre las glándulas sexuales. Esta sustancia revitaliza el organismo y nos ayuda a sentirnos más jóvenes y activos.

El germen se puede adquirir en cápsulas en tiendas dietéticas, pero también es un componente esencial de todos los productos elaborados con harina integral: pan, galletas, pasta, etc. Estos productos integrales no sólo son más ricos en nutrientes que los elaborados con harina blanca, sino que tienen también un efecto muy beneficioso sobre el tránsito intestinal, evitando el estreñimiento.

Guindilla o Chile

La guindilla es el fruto verde o maduro que producen varias especies de pimiento, especialmente *Capsicum annuum*, *C. frutescens*, *C. chinense*, *C. pubescens* y *C. baccatum*. Esta fruta es famosa por su sabor picante y, junto a sus parientes dulces, forma parte de las cocinas de algunos países, como México e India, así como en amplias zonas del suroeste de Estados Unidos. En España se conoce con el nombre común de guindilla, pero en el español de las Américas, esta planta recibe las denominaciones de chile o chili.

Existen innumerables variedades de chile, con diversas formas, colores y de sabor más o menos picante, aunque probablemente, las más conocidas sean el jalapeño, el tabasco y el serrano. Todos tienen las mismas propiedades, pero su diferente sabor hace que unas sean más apetecibles que otras, de acuerdo al gusto personal de cada cual.

Esta fruta picante estimula el apetito, actuando como un tónico general para todo el organismo. Además, mejora la digestión, estimula la circulación sanguínea y combate el frío en las articulaciones. Como tiene cierto efecto irritante sobre las vías urinarias, puede también actuar como un suave estimulante sexual. Por otro lado, tiene un efecto muy benéfico sobre el ánimo, ya que la sensación de quemadura que provoca en la boca estimula la producción de endorfinas naturales, los mensajeros químicos del placer. De este modo, es común sentir una gran satisfacción y un ánimo más positivo después de una comida a base de chiles, algo que todos los amantes de la cocina Tex-Mex podemos atestiguar.

No hay que abusar de este fruto, pues si se consume demasiado a menudo provocará irritaciones gástricas, y por tanto deben abstenerse las personas con problemas estomacales. Es muy interesante experimentar con esta especia, pero con precaución, ya que algunas variedades son extremadamente potentes. Las variedades dulces del pimiento carecen de los efectos estimulantes de las variedades picantes, aunque desde luego, son un excelente alimento.

Jalea real

Entre los productos de la colmena, la jalea real ocupa un lugar destacado, tal como pregona su nombre. La jalea es el alimento que las abejas obreras reservan para la reina del enjambre, que está encargada de la dura tarea de poner los miles de huevos que provean a la comunidad de nuevas trabajadoras. La diferencia de calidad entre la miel normal, que consumen las obreras, y la jalea real se comprende cuando sabemos que las reinas viven cuatro años, mientras que las obreras sólo sobreviven unos pocos meses.

La jalea real se toma en ayunas, y tiene un sabor desagradable, entre ácido, amargo y picante. Contiene muchas vitaminas y aminoácidos, siendo un excelente suplemento alimenticio para recuperar a las personas cansadas o enfermas.

Generalmente, la jalea real se vende en ampollas de vidrio o en tarritos con dosificador, a veces sola y a veces mezclada con otros productos. Es fácil encontrarla en los comercios especializados en dietética, aunque su precio es bastante elevado y conviene tenerlo en cuenta a la hora de elegir el producto. Lo más recomendable es hacer una cura de treinta o cuarenta días, seguido de un período igual de descanso y una nueva toma durante otro tiempo similar. Las personas que hayan pasado por una época de agotamiento severo se sentirán muy fortalecidas por este tratamiento, y a partir de ese momento no necesitan seguir tomándola.

Lecitina de soja

La lecitina es un producto obtenido a partir de la soja, que contiene los fosfolípidos de la misma. De esta manera, proporciona fósforo orgánico, fácilmente asimilable por el organismo. Los fosfolípidos son componentes esenciales de las paredes celulares, por lo que la lecitina es útil para recomponer y rejuvenecer nuestros tejidos. Es además, una excelente ayuda para el cerebro y la médula espinal, facilitando la digestión de las grasas, lo que redunda en un mejor funcionamiento hepático y un menor nivel de colesterol en sangre. La lecitina se puede consumir diariamente, disuelta en agua, leche o zumos.

Lentejas

Las lentejas contienen un alto porcentaje de proteínas (23%), lo que las sitúa en un lugar destacado dentro de la familia nutricional de las legumbres. Estas proteínas son esenciales para fortalecer el sistema muscular, y son altamente recomendables para las personas que realizan un trabajo físico especialmente exigente. Por otro lado, esta legumbre nos aporta hidratos de carbono de absorción lenta, que permiten al cuerpo disponer de energía de un modo regular. Su alto contenido en hierro y en vitaminas del grupo B las hace muy aconsejables para las personas anémicas, así como para todos aquellos que se sientan desvitalizados. Todos debemos consumir lentejas al menos una vez a la semana, sea en guisos o simplemente cocidas con arroz.

Levadura seca de cerveza

La levadura de cerveza es un compuesto que se obtiene a partir de células vivas del microorganismo Saccharomyces cereviasae. Esta levadura es la fuente natural más rica en vitaminas del grupo B, vitaminas ayudan a equilibrar el sistema inmunitario y mejoran el sistema nervioso, por lo que se recomienda a las personas que hacen grandes esfuerzos mentales. Contiene además una serie de hormonas poco conocidas que mejoran el metabolismo y refuerzan todo el organismo. Su efecto sobre la piel es muy positivo, limpiándola de granos e impurezas.

Hay que aclarar, por si alguien tuviera alguna duda, que la levadura es la sustancia precursora de la cerveza y que, por supuesto, no contiene alcohol ni ninguna sustancia nociva. De hecho, se puede administrar a los niños con total tranquilidad. La levadura de cerveza se encuentra en comercios dietéticos y se puede tomar de manera cotidiana.

Miel

La miel es un alimento muy nutritivo y de calidad bastante superior al azúcar común. Esta sustancia posee una composición muy rica y compleja, ya que contiene glucosa y levulosa, mezclada con pequeñas cantidades de proteínas y sales minerales. Además, es rica en vitaminas del grupo B. Posee también sustancias antisépticas de origen natural, que permiten conservarla durante largo tiempo. Por estos motivos, la miel nos otorga energía inmediata, al tiempo que enriquece nuestro cuerpo. Es además, curativa en casos de infección, se digiere con facilidad, mejora el rendimiento cerebral por su contenido en fósforo y aporta muchas sustancias beneficiosas para el organismo.

Existen muchas variedades de miel, dependiendo de las flores de las que haya sido extraída. Algunas de estas mieles tienen un efecto medicinal, aunque si lo que buscamos es simplemente energía, cualquiera de ellas es perfectamente válida. La miel más habitual es la denominada "mil flores" y se encuentra fácilmente en cualquier comercio de alimentación.

La miel es un producto laxante y, aunque puede ser beneficiosa en algunos casos de estreñimiento, no conviene consumirla en grandes cantidades. Se puede añadir a cualquier alimento que requiera ser endulzado, y también se puede tomar sola o sobre rebanadas de pan. Por supuesto, la miel se puede tomar a diario con toda tranquilidad.

Polen

Desde el punto de vista dietético, el polen es un aglomerado en forma de bolitas que las abejas recogen de las flores y transportan en sus patas hasta la colmena. El polen se encuentra fácilmente en los comercios de alimentación junto a la miel, y se presenta en frascos conteniendo unas bolas de color amarillo, pardo o marrón, que miden apenas unos milímetros.

El polen contiene vitaminas y minerales, así como todos los aminoácidos esenciales en grandes cantidades. Los aminoácidos son la base de muchos procesos vitales del organismo y su consumo es muy recomendable para incrementar la energía y recuperarse del estrés crónico. El uso continuado del polen contribuye a incrementar el apetito y aumenta las defensas inmunitarias. Es ideal para las personas apáticas, deprimidas o cansadas, y además nos permite disfrutar de muchos inviernos sin resfriados. Es en definitiva una de las sustancias más sanas y completas que podemos consumir.

El polen se disuelve en agua, zumos, yogur o leche, y tiene un sabor muy particular que generalmente no suele disgustar a casi nadie. Aquellas personas que tomen cada mañana un tazón de leche con cereales pueden añadirle una buena cucharada de polen y tendrán así un desayuno muy sano, energético y completo. El polen puede consumirse a diario y de forma indefinida.

Uvas

La uva es una fruta excelente, rica en azúcares de rápida asimilación, así como en vitaminas y minerales. Un zumo de uvas a media mañana o a media tarde es un medio extraordinario de recuperar las energías y llegar con ánimo a la hora del almuerzo o la cena. La uva contiene energía instantánea, tanto para el cuerpo como para el cerebro.

Aunque existen buenos zumos de uva biológicos en el mercado, aconsejamos que, cuando sea posible se tome el zumo de uvas natural y completo, con sus pieles y semillas. Sus pepitas contienen resveratrol, un agente con propiedades antitumorales, y su hollejo es rico en fibra, excelente para mejorar el tránsito intestinal.

Yogur y Kéfir

Tanto el yogur como el kéfir son productos procedentes de la fermentación de la leche, proceso que se lleva a cabo por medio de determinadas bacterias. En el caso del yogur, las bacterias responsables son el *Streptococcus thermophilus* o el *Lactobacillus bulgaricus*. El kéfir, de consistencia algo más líquida es producido por la acción conjunta de diversas levaduras y bacterias. Además, en los últimos años han surgido en el mercado diversos productos derivados de la fermentación de otros *Lactobacillus*, que han ampliado la oferta de derivados lácteos.

Aunque las propiedades de estos productos pueden presentar ligeras variaciones, hacer un análisis pormenorizado es algo que se sale fuera del propósito de esta obra, y por ello hablaremos aquí de ellas de un modo genérico.

Los derivados lácteos son fácilmente digeribles, lo que los hace muy recomendables para todo tipo de personas, incluso aquellas que tengan problemas para asimilar la leche. Aparte de su valor nutricional, aportando calcio, vitaminas y proteínas, estos productos regeneran la flora bacteriana del intestino, por lo que ayudan a mejorar el tono vital de todo el organismo. Tienen un efecto benéfico sobre el sistema inmunitario, ayudándonos a sentirnos más protegidos. En su país de origen, Bulgaria, se considera al yogur un elixir de larga vida, y realmente no falta razón a quienes así lo creen, pues su consumo diario es una fuente de energía y salud que nos ayudará a sentirnos fuertes y sanos.

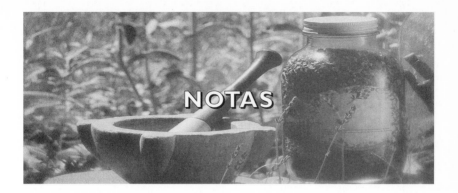

NOTAS

El afan de superacion

1. Roon (p. 26–40); UMMS (http://www.umm.edu/patiented/articles/what_stress_000031_1.htm).

2. INA (http://neurosomatics.com/stress_immediate_effects.html); UMMS(http://www.umm.edu/patiented/articles/what_biological_effects_of_acute_stress_000031_2.htm).

3. INA (http://neurosomatics.com/stress_chronic_effects.html); UMMS(http://www.umm.edu/patiented/articles/what_health_con sequences_of_stress_000031_3.htm).

Las plantas adaptógenas

1. Berdonces (1994, p. 37–40).

2. Ciertamente, existe una planta de origen africano cuyos efectos son muy similares al Viagra. Esta planta se denomina Yohimbe y contiene un potente alcaloide denominado yohimbina que provoca una fuerte estimulación sexual en el hombre. Lamentablemente, el uso de este vegetal entraña ciertos riesgos para la salud, especialmente en el sistema circulatorio, y por ese motivo no lo incluimos en este volumen.

3. Estos efectos beneficiosos se pueden incrementar con el consumo regular de vitamina E. Vogel (386, 575–577).

Ajedrea

1. Duke (http://sun.ars-grin.gov:8080/npgspub/xsql/duke/ plantdisp.xsql?taxon=904); Varios (p. 66–68).
2. Font-Quer (p. 686–688); Kozel (p.35–36); Mességué (p. 32–34).
3. Mességué (p. 32–34).
4. Font-Quer (p. 686–688); Mabey (p. 73); Varios (p. 66–68).
5. Duke (http://sun.arsgrin.gov:8080/npgspub/xsql/duke/pl_act.xsql? taxon=904); Mességué (p. 32–34).
6. Varios (p. 66–68).
7. Varios (p. 67).

Andrographis

1. AlphaOmegaLabs (http://www.altcancer.com/andcan.htm); Duke (http://sun.arsgrin.gov:8080/npgspub/xsql/duke/plandisp.xsql? taxon=79).
2. AlphaOmegaLabs (p. cit.); Healthnotes (1,http://www.healthwell.com/healthnotes/Herb/Andrographis.cfm).
3. AlphaOmegaLabs (p. cit.).
4. AlphaOmegaLabs (p. cit.); Healthnotes (1, p. cit.).
5. Healthnotes (1, p. cit.).
6. AlphaOmegaLabs (p. cit.).
7. AlphaOmegaLabs (p. cit.); Duke (http://sun.arsgrin.gov:8080/npgspub/xsql/duke/pl_act.xsql? taxon=79).
8. AlphaOmegaLabs (p. cit.); Duke (p. cit.); Healthnotes (1, p. cit.).
9. Healthnotes (1, p. cit.).
10. Healthnotes (1, p. cit.).

Aralia

1. Duke (http://sun.ars-grin.gov:8080/npgspub/xsql/duke/plantdisp. xsql?taxon=102).
2. Cook (http://medherb.com/cook/html/ARALIA_RACEMOSA.htm).
3. Duke (http://sun.ars-grin.gov:8080/npgspub/xsql/duke/pl_act.xsql ?taxon=102).
4. Duke (p. cit.).
5. Cook (p. cit.).

Astrágalo

1. Duke (http://sun.ars-grin.gov:8080/npgspub/xsql/duke/plantdisp. xsql?taxon=140); Cernuda (p. 53); ICBS (http://www.holistic-online. com/Herbal-Med/_Herbs/h29.htm);
   Sinclair (http://www.thorne.com/altmedrev/fulltext/china3–5.html).
2. Berdonces (1994, p. 40); Sinclair (p. cit.); Goode (http://www. goode-health.com/astragalus.htm); UMMS (http://www.umm. edu/altmed/ConsHerbs/Astragalusch.html).
3. Goode (p. cit.); Reid (p. 144); Healthnotes (3, http://www.vitacost. com/science/hn/hn70db/healthnotes/healthnote_2040007.html).
4. Duke (http://sun.ars-grin.gov: 8080/npgspub/xsql/duke/pl_act.xsql?taxon=140); Goode (p. cit.); AMF (http://www.herbmed.org/herbs/herb26.htm); Sinclair (p. cit.).
5. Goode (p. cit.); AMF (p. cit.); ICBS (p. cit.); Reid (p. 144).
6. Cernuda (p. 53); AMF (p. cit.); ICBS (p. cit.); Reid (p. 144); Sinclair (p. cit.).
7. Sinclair (p. cit.); Vogel (575–577).
8. ICBS (p. cit.); UMMS (p. cit.).

Bardana

1. Duke (http://sun.ars-grin.gov:8080/npgspub/xsql/duke/plantdisp.
   xsql?taxon=104);
   UMMS (http://www.umm.edu/altmed/ConsHerbs/Burdockch.html);
   Varios (p. 95).
2. Font Quer (840); Kozel (109–110); Mabey (p. 41);
   UMMS (p. cit.); Varios (p. 95).
3. Kozel (109); Mabey (p. 41); UMMS (p. cit.); Varios (p. 95).
4. Kozel (109–110); Mabey (p. 41); UMMS (p. cit.).
5. UMMS (p. cit.); Varios (p. 95).
6. Varios (p. 95).
7. Mabey (p. 41); Mességué (p. 68); UMMS (p. cit.); Varios (p. 95).
8. Mabey (p. 41).
9. Varios (p. 95).

Codonopsis

1. En el contexto de la filosofía china, el chi o qi representa la energía universal, presente en todo el cosmos y que se manifiesta en el ser humano
   en forma de salud y armonía con el entorno. Cuando se desequilibra
   esta energía, por ejemplo, a causa de un ritmo de vida muy acelerado,
   se crea un mal chi, que se manifiesta en el cuerpo en forma de enfermedades de todo tipo. El objeto de la Medicina Tradicional China, es
   precisamente el restablecimiento del buen chi en el organismo.
2. AMF (http://www.herbmed.org/herbs/herb150.htm).
3. Teeguarden (http://www.qualitychineseherbs.com/herbal_ingre-
   dients/codonopsis.htm); Reid (p. 144).
4. AMF (p. cit.); Teeguarden (p. cit.).
5. AMF (p. cit.); Teeguarden (p. cit.).
6. Teeguarden (p. cit.).
7. Teeguarden (p. cit.); Reid (p. 144).
8. Teeguarden (p. cit.).
9. Reid (p.144).

Dong Quai

1. Duke (http://sun.ars-grin.gov:8080/npgspub/xsql/duke/plant-disp.xsql?taxon=87). Teeguarden (http://www.qualitychinese-herbs.com/herbal_ingredients/dang_gui.htm); Walker (http://www.geocities.com/chadrx/dong.html).

2. AMF (http://www.herbmed.org/herbs/herb90.htm); Healthnotes (2, http://www.mothernature.com/Library/Ency/Index.cfm/Id/2080003); Reid (p. 151); UMMS (http://www.umm.edu/altmed/ConsHerbs/DongQuaich.html).

3. Teeguarden (p. cit.); Reid (p. 151); UMMS (p. cit.); Walker (p. cit.).

4. Healthnotes (2, p. cit.); Teeguarden (p. cit.); UMMS (p. cit.); Walker (p.cit.).

5. Teeguarden (p. cit.); UMMS (p. cit.).

6. Teeguarden (p. cit.); Walker (p. cit.).

7. Duke (http://sun.ars-grin.gov:8080/npgspub/xsql/duke/pl_act.xsql?taxon=87); AMF (p. cit.); Reid (p. 151).

Eleuterococo

1. Duke (http://sun.ars-grin.gov:8080/npgspub/xsql/duke/plantdisp.xsql?taxon=378); UMMS (http://www.umm.edu/altmed/ConsHerbs/GinsengSiberianch.html); Varios (p. 144).

2. Berdonces (1994, p. 40); Cebrián (2001A, p. 80); UMMS (p. cit.); Varios (p. 144).

3. Berdonces (1994, p. 40); Cebrián (2001A, p. 80); UMMS (p. cit.); Varios (p. 144).

4. Cebrián (2001A, p. 80).

5. AMF (http://www.herbmed.org/herbs/herb98.htm); UMMS (p. cit.).

6. Varios (p. 144).

7. UMMS (p. cit.); Varios (p. 144).

8. Varios (p. 144).

9. Cebrián (2001A, p. 80).

10. Cebrián (2001A, p. 80); UMMS (p. cit.); Varios (p. 144).

Equinácea

1. Duke (http://sun.ars-grin.gov:8080/npgspub/xsql/duke/plant-disp.xsql?taxon=2127); UMMS (http://www.umm.edu/altmed/ConsHerbs/Echinaceach.html); Varios (p. 147).

2. Berdonces (1994, p. 39);
AMF (http://www.herbmed.org/herbs/herb6.htm);
HGMN (http://www.herbnet.com/echinacea.htm); Mabey (p. 45);
UMMS (p. cit.); Varios (p. 148).

3. Berdonces (1994, p. 39);
Duke (http://sun.ars-grin.gov:8080/npgspub/xsql/duke/pl_act.xsql?taxon=2127);
HerbMed (p. cit.); Mabey (p. 45); UMMS (p. cit.); Varios (p.147).

4. Berdonces (1994, p. 39); Duke (p. cit.); Mabey (p. 45);
UMMS (p. cit.); Varios (p. 147).

5. Duke (p. cit.); Mabey (p. 45).

6. HGMN (p. cit.).

7. UMMS (p. cit.); Varios (p. 147).

Gingko

1. Duke (http://sun.ars-grin.gov:8080/npgspub/xsql/duke/plantdisp.xsql?taxon=442);
Navarro (p. 36); UMMS
(http://www.umm.edu/altmed/ConsHerbs/GinkgoBilobach.html);
Varios (p. 168).

2. Bellecci
(http://www.thenaturalconnection.net/TNC%20Columns%20200
0/Ginkgo_Biloba.htm); Berdonces (1999, p. 56);
AMF (http://www.herbmed.org/herbs/herb1.htm);
Navarro (p. 34–35); Varios (p. 169);
Jackson (http://altnature.com/gallery/Ginkgo_Biloba.htm).

3. Bellecci (p. cit.); Berdonces (1999, p. 56); Bonet (p. 50–51); AMF
(p. cit.); Navarro (p. 34–36); Jackson (p. cit.) ; UMMS (p. cit.).

4. Bellecci (p. cit.); Berdonces (1999, p. 56); Bonet (p. 51);
AMF (p. cit.) ; UMMS (p. cit.).

5. Bellecci (p. cit.); Berdonces (1999, p. 56); Bonet (p. 50);
AMF (p. cit.); Navarro (p. 36–37); Jackson (p. cit.).

6. Jackson (p. cit.); UMMS (p. cit.); Varios (p. 169).

7. Bellecci (p. cit.); Bellecci (p. cit.); Bonet (p. 51); Navarro (p. 35) ;
UMMS (p. cit.).

8. Bellecci (p. cit.); AMF (p. cit.); Navarro (p. 35); Varios (p. 169).

9. Bonet (p. 50–51); AMF (p. cit.).

10. Bonet (p. 51); Navarro (p. 37); UMMS (p. cit.).

11. La razón de estas curas discontinuas, tanto en el caso del ginkgo
como con otros vegetales, que son práctica corriente dentro de los
métodos de curación herbales, es la de evitar una excesiva acumulación de agentes activos en el organismo, acumulación que puede
resultar contraproducente. No hay que olvidar que las plantas
poseen componentes muy potentes, que son valiosos en las dosis
adecuadas, pero de los que no conviene abusar. Dando estos períodos de descanso al cuerpo, le permitimos que elimine de forma
natural todas aquellas sustancias que, en exceso, puedan causarle
algún efecto adverso.

12. Berdonces (1999, p. 57); Bonet (p. 50); Varios (p. 169).

Ginseng

1. Berdonces (1997, p. 32); Mabey (p. 29).; UMMS
   (http://www.umm.edu/altmed/ConsHerbs/GinsengAmericanch.html).
2. Berdonces (1997, p. 32); Mabey (p. 29).
3. Reid (p. 134).
4. Duke (http://sun.ars-grin.gov:8080/npgspub/xsql/duke/plantdisp.
   xsql?taxon=691);
   Mabey (p. 28); Varios (p. 169).
5. Berdonces (1994, p. 39); Berdonces (1997, p. 33); Cebrián (1998,
   p. 80); AMF (http://www.herbmed.org/herbs/herb108.htm);
   Mabey (p. 28); Reid (p. 144); Varios (p. 169–170).
6. Berdonces (1997, p. 33); Cebrián (1998, p. 80).
7. Cebrián (1998, p. 80); Magdalena (p. 84).
8. Berdonces (1997, p. 33); Varios (p. 169).
9. Berdonces (1997, p. 33); Reid (p. 144).
10. Berdonces (1997, p. 33); Reid (p. 144); Varios (p. 169–170).
11. Berdonces (1997, p. 33); Cebrián (1998, p. 80); Magdalena (p. 84);
    Reid (p. 144); Varios (p. 169–170).
12. Magdalena (p. 84).
13. Berdonces (1997, p. 33); Varios (p. 170).

Gotu Kola

1. Duke (http://sun.ars-grin.gov:8080/npgspub/xsql/duke/plant-
   disp.xsql?taxon=235); Varios (p. 184).
2. Duke (http://sun.ars-
   grin.gov:8080/npgspub/xsql/duke/pl_act.xsql?taxon=235);
   Ion.com (www.ion.com.au/~iridology/Centella.html); UMMS
   (http://www.umm.edu/altmed/ConsHerbs/GotuKolach.html);
   Varios (p. 184).
3. Duke (p. cit.); Ion.com (p. cit.).

4. Duke (p. cit.); Ion.com (p. cit.); UMMS (p. cit.).

5. Ion.com (p. cit.); UMMS (p. cit.).

6. Ion.com (p. cit.).

7. Ion.com (p. cit.); UMMS (p. cit.); Varios (p. 184).

8. Ion.com (p. cit.); Varios (p. 184).

9. Ion.com (p. cit.); UMMS (p. cit.); Varios (p. 184).

Guaraná

1. Duke (http://sun.ars-grin.gov:8080/npgspub/xsql/duke/plantdisp.
xsql?taxon=703); Moreau (p. 85); Sha y Salcedo (p. 41);
Varios (p. 177).

2. Cernuda (p. 50);
Duke (http://sun.ars-grin.gov:8080/npgspub/xsql/duke/pl_act.
xsql?taxon=703);
Moreau (p. 85); Sha y Salcedo (p. 41); Varios (p. 177).

3. Sha y Salcedo (p. 41).

4. Duke (p. cit.); Sha y Salcedo (p. 41).

5. Duke (p. cit.); Sha y Salcedo (p. 41).

6. Cernuda (p. 50); Varios (p. 178).

7. Cernuda (p. 50); Moreau (p. 85); Sha y Salcedo (p. 41); Varios (p. 177).

8. Sha y Salcedo (p. 41).

9. Cernuda (p. 50); Moreau (p. 85).

10. Varios (p. 178).

Hipérico

1. Duke (http://sun.ars-grin.gov:8080/npgspub/xsql/duke/plantdisp.
xsql?taxon=491);
UMMS
(http://www.umm.edu/altmed/ConsHerbs/StJohnsWortch.html);
Varios (p. 191).

2. Cebrián (2003, p. 58);
   AMF (http://www.herbmed.org/herbs/herb121.htm);
   Martín (p. 60); UMMS (p. cit.); Varios (p. 191).
3. Martín (p. 60).
4. Cebrián (2003, p. 58); Varios (p. 191).
5. Duke
   (http://sun.ars-grin.gov:8080/npgspub/xsql/duke/pl_act.xsql?
   taxon=491);
   Font Quer (p. 292); AMF (p. cit.); UMMS (p. cit.); Varios (p.191).
6. Duke (p. cit.); Kozel (p. 203); Varios (p.191).
7. Duke (p. cit.); Font Quer (p. 292); AMF (p. cit.); Kozel (p. 203);
   Varios (p. 191).
8. Varios (p. 191).

Maca

1. Cernuda (p. 49); Ruiz (p. 83).
2. Cernuda (p. 49); Healthy Notes (http://ahealthya.com/maca.htm);
   HEN (http://www.macaroot.com/science/curative.html); Ruiz (p. 83).
3. Cernuda (p. 49); Healthy Notes (p. cit.); Ruiz (p. 83).
4. Cernuda (p. 49); Healthy Notes (p. cit.); HEN (p. cit.); Ruiz (p. 83).
5. Ruiz (p. 83).
6. Cernuda (p. 49).

Oroval

1. Duke (http://sun.ars-grin.gov:8080/npgspub/xsql/duke/plantdisp.
   xsql?taxon=1071);
   Mishra
   (http://www.ncbi.nlm.nih.gov/entrez/query.fcgi?cmd=Retrieve&d
   b=PubMed&list_uids=10956379&dopt=Abstract).

2. Berdonces (1994, p. 40) ; AMF
   (http://www.herbmed.org/herbs/herb136.htm); Mishra (p. cit.);
   Sahelian (http://www.raysahelian.com/ashwagandha.html).
3. Berdonces (1994, p. 40); Mishra (p. cit.); Sahelian (p. cit.).
4. Mishra (p. cit.); Berdonces (1994, p. 40).
5. Mishra (p. cit.); Font Quer (p. 578–579).
6. AMF (p. cit.); Mishra (p. cit.); Sahelian (p. cit.); Varios (p. 579).
7. AMF (p. cit.); Mishra (p. cit.).
8. Klein (http://www.americanherbalistsguild.com/articles/capsules
   ToTtincturesKlein.htm).

Polygonum

1. Otras causas del que el cabello claree son un bajo consumo de
   ácido pantoténico y, por supuesto, la herencia genética. Sobre la
   relación entre las canas y las glándulas sexuales, v. Vogel (p. 386).
2. Duke (http://sun.ars-grin.gov:8080/npgspub/xsql/duke/plant-
   disp.xsql?taxon=775); Varios (p. 123).
3. Reid (p. 150);
   Teeguarden (www.qualitychineseherbs.com/herbal_ingredients/
   polygonum_multiflorum_root.htm);
   Tilgner (www.herbaltransitions.com/materiamedica/
   Polygonum.htm).
4. Reid (p. 150); Teeguarden (p. cit.).
5. Reid (p. 150); Tilgner (p. cit.).
6. Reid (p. 150); Teeguarden (p. cit.).
7. Reid (p. 150); Tilgner (p. cit.).
8. Tilgner (p. cit.); Varios (p. 123).

Reishi

1. Duke (http://sun.ars-grin.gov:8080/npgspub/xsql/duke/plantdisp.xsql?taxon=2161);
   Mizuno (http://www.canited.com/reishi97d-1.htm).
2. Cernuda (p. 50); Duke (http://sun.ars-grin.gov:8080/npgspub/xsql/duke/pl_act.xsql?taxon=2161); Mizuno (p. cit.).
3. Chang (http://www.kyotan.com/lectures/lectures/Lecture2.html); Cernuda (p. 50) Mizuno (p. cit.).
4. Mizuno (p. cit.).
5. Cernuda (p. 50).
6. Mizuno (p. cit.).
7. Byon-Kak (http://www.kyotan.com/lectures/lectures/Lecture1.html); Cernuda (p. 50); Mizuno (p. cit.).
8. Cernuda (p. 50).

Rhodiola

1. Dharmananda (http://www.itmonline.org/arts/tibherbs.htm); Hyatt (http://www.anti-aging-guide.com/RhodiolaRosea.html).
2. Dharmananda (p. cit.); Hyatt (p. cit.); Kozel (p. 475).
3. Dharmananda (p. cit.); Hyatt (p. cit.).
4. Dharmananda (p. cit.); Hyatt (p. cit.).
5. Dharmananda (p. cit.); Hyatt (p. cit.).
6. Dharmananda (p. cit.); Hyatt (p. cit.).
7. Dharmananda (p. cit.).
8. Hyatt (p. cit.).

Schisandra

1. Duke (http://sun.ars-grin.gov:8080/npgspub/xsql/duke/plantdisp.xsql?taxon=909);
   Sinclair (http://www.thorne.com/altmedrev/fulltext/china3-5.html).

2. Bidleman (http://herb.nu/schiznu.html); Cebrián (2001B, p. 84).

3. Berdonces (1994, p. 40); Bidleman (p. cit.); Cebrián (2001B, p. 84); Cernuda (p. 52).

4. Berdonces (1994, p. 40); Cebrián (2001B, p. 84); Cernuda (p. 52); Sinclair (p. cit.).

5. Berdonces (1994, p. 40); Bidleman (p. cit.); Cebrián (2001B, p. 84); Cernuda (p. 52); Reid (p. 155).

6. Bidleman (p. cit.); Duke (http://sun.ars-grin.gov:8080/npgspub/ xsql/duke/pl_act.xsql?taxon=909); Sinclair (p. cit.).

7. Reid (p. 155).

8. Cebrián (2001B, p. 84); Cernuda (p. 52); Reid (p. 155).

9. Cebrián (2001B, p. 84).

Uña de gato

1. Cernuda (p. 51); Ser (p. 77); UMMS (http://www.umm.edu/altmed/ConsHerbs/CatsClawch. html).

2. Cernuda (p. 51); Ser (p. 77); Taylor (http://www.geocities.com/nutriflip/Naturopathy/CatsClaw. html); UMMS (p. cit.)

3. Cernuda (p. 51); Ser (p. 77); Taylor (p. cit.); UMMS (p. cit.)

4. Ser (p. 77); Taylor (p. cit.); UMMS (p. cit.)

5. Cernuda (p. 51); Ser (p. 77); Taylor (p. cit.); UMMS (p. cit.)

6. Cernuda (p. 51); Ser (p. 77); Taylor (p. cit.); UMMS (p. cit.)

7. Cernuda (p. 51); Ser (p. 77); Taylor (p. cit.); UMMS (p. cit.)

8. Cernuda (p. 51); Ser (p. 77).

Valeriana

1. Duke (http://sun.ars-grin.gov:8080/npgspub/xsql/duke/plantdisp. xsql?taxon=1042); Font Quer (p. 759); Varios (p. 295).
2. Duke (http://sun.ars-grin.gov:8080/npgspub/xsql/duke/pl_act. xsql?taxon=1042); Font Quer (p. 759);
   AMF (http://www.herbmed.org/herbs/herb133.htm);
   Mabey (p. 124);
   UMMS (http://www.umm.edu/altmed/ConsHerbs/Valerianch.html);
   Vander (p.74); Varios (p. 295).
3. Mabey (p. 124); UMMS (p. cit.); Vander (p.74); Varios (p. 295).
4. Mabey (p. 124); UMMS (p. cit.); Vander (p.74).
5. Mabey (p. 124); Vander (p.74); Varios (p. 295).
6. Font Quer (p. 759); Mabey (p. 124); UMMS (p. cit.);
   Vander (p.74); Varios (p. 295).
7. UMMS (p. cit.); Varios (p. 296).

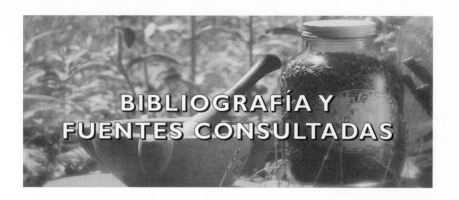

Alderman, Richard: *Guía de los afrodisíacos*. Obelisco, Barcelona, 1990.

Avila, Oriol: *Dietética sana para una larga vida*. Cedel, Barcelona, 1981.

Fernández Pola Cuesta, J.: *Recetario de plantas medicinales*. Omega, Barcelona, 1992.

Ferrándiz, Vicente L.: *Medicina vegetal*. Cedel, Barcelona, 4ª ed., 1980.

Font Quer, Pío: *Plantas medicinales*. El Dioscórides renovado. Labor, Barcelona, 15ª ed., 1995.

Kozel, Carlos: *Guía de medicina natural*. Plantas medicinales. Omedín, Barcelona, 12ª ed., 1991.

Mabey, Richard: *La nueva era de las hierbas*. Everest, León, 1992.

Mességué, Maurice: *Mi herbario de salud*. Plaza y Janés, Barcelona, 1985.

Moreau, Fernand: *Alcaloides y plantas alcaloideas*. Oikos-tau, Barcelona, 1973.

Passebecq, Dr. André: *Tu salud por la dietética y la alimentación sana*. Hispano Europea, Barcelona, 1994.

Reid, Daniel P.: *Chinese herbal medicine*. Shambhala Pub., Boston (Massachusetts), 8ª ed., 1996.

Roon, Karin: *Cómo gozar de la vida*. Cedel, Barcelona, 1979.

Vander, Adrián: *Plantas medicinales*. Ed. del Autor, Barcelona, 1992.

Varios Autores: *Fitoterapia. Vademecum de prescripción.* CITA, Bilbao, 1992.

Vogel, Alfred: *El pequeño doctor.* Ars Medica, Barcelona, 1986.

Artículos

Berdonces, Josep Lluís: *Adaptógenos. El secreto vegetal para una vida más sana.* CuerpoMente (Barcelona), núm. 24, abril 1994, p. 37–40.

—— *Ginseng. El impulso medicinal de la Tierra.* CuerpoMente (Barcelona), núm. 58, febrero 1997, págs. 30–33.

—— *Ginkgo. Estimula tu circulación.* CuerpoMente (Barcelona), núm. 87, julio 1999, págs. 56–57.

Cebrián, Jordi: *Ginseng.* CuerpoMente (Barcelona), núm. 75, julio de 1998, p. 80.

——*Eleuterococo.* CuerpoMente (Barcelona), núm. 105, enero de 2001, p. 80.

——*Schisandra.* CuerpoMente (Barcelona), núm. 112, agosto de 2001, p. 84.

—— *El hipérico. Todo lo que conviene saber.* CuerpoMente (Barcelona), núm. 129, enero de 2003, p. 58–59.

Cernuda, Amador: *Plantas que te fortalecen.* Integral (Barcelona), núm. 273, septiembre 2002, p. 46–53.

Bonet, Daniel: *Poderoso Ginkgo.* Integral (Barcelona), núm. 270, junio 2002, p. 50–51.

Navarro, Claudina: *Ginkgo biloba.* Integral (Barcelona), núm. 224, agosto 1998, p. 34–37.

Magdalena, Ana: *Ginseng Coreano.* CuerpoMente (Barcelona), núm. 128, diciembre 2002, p. 85.

Martín, Maite: *Hipérico. El antidepresivo natural.* CuerpoMente (Barcelona), núm. 83, marzo 1999, p. 60–61.

Ruiz, Gema: *Maca.* CuerpoMente (Barcelona), núm. 73, mayo 1998, p. 83.

Ser, Enric: *Uña de gato.* CuerpoMente (Barcelona), núm. 91, noviembre 1999, p. 77.

Sha, José Antonio y Adelita Salcedo: *Guaraná. Un adaptógeno eficaz.* CuerpoMente (Barcelona), núm. 32, diciembre 1994, p. 40–41.

Páginas Web

AlphaOmegaLabs: *Andrographis paniculata In-Depth Review.* URL: http://www.altcancer.com/andcan.htm.

Alternative Medicine Foundation (AMF): *HerbMed.ORG.* URL: http://www.herbmed.org/.

Bellecci, Pauline M.: *Ginkgo Biloba.* URL: http://www.thenaturalconnection.net/TNC%20Columns %202000/Ginkgo_Biloba.htm.

Bidleman, Robert: *Schizandra chinensis.* Wu Wei Zi. URL: http://herb.nu/schiznu.html.

Byong-Kak Kim et Al.: *Effects of Ganoderma lucidum on Human Leukocytes.* URL: http://www.kyotan.com/lectures/lectures/Lecture1.html.

Chang, Raymond Y.: *Role of Ganoderma Supplementation in Cancer Management.* URL: http://www.kyotan.com/lectures/lectures/Lecture2.html.

Cook, William: *The Physiomedical Dispensatory.* URL: http://medherb.com/cook/html/.

Dharmananda, Subhuti: *Tibetan Herbal Medicine.* URL: http://www.itmonline.org/arts/tibherbs.htm.

Duke, James A.: *Phytochemical and Ethnobotanical Database.*
URL: http://www.ars-grin.gov/duke/.

Goode, Kert and Marilynn Goode: *Astragalus membranaceus.*
URL: http://www.goode-health.com/astragalus.htm.

Healthnotes (1): *Andrographis.*
URL: http://www.healthwell.com/healthnotes/Herb/Andrographis.cfm.

Healthnotes (2): *Dong-Quai.*
URL: http://www.mothernature.com/Library/Ency/Index.cfm/Id/2080003.

Healthnotes (3): *Astragalus membranaceus.*
URL: http://www.vitacost.com/science/hn/hn70db/healthnotes/
healthnote_2040007.html.

Healthy Alternative: *Imperial Gold Maca.*
URL: http://ahealthya.com/maca.htm.

Herb Growing & Marketing Network, The (HGMN): *Echinacea.*
URL: http://www.herbnet.com/echinacea.htm

Herbs America Network (HEN): *Notes on the many medicinal and
curative properties of maca root.*
URL: http://www.macaroot.com/science/curative.html.

Hyatt, John: *Rhodiola rosea. Russian Rhodiola. Anti-Aging Medicine of
21st Century.*
URL: http://www.anti-aging-guide.com/RhodiolaRosea.html.

International Cyber Business Services (ICBS): *Astragalus membranaceus.*
URL: http://www.holistic-online.com/HerbalMed/_Herbs/h29.htm.

International Neurosomatics Association, The (INA):
Stress & Trauma–Chronic Effects.
URL: http://neurosomatics.com/stress_chronic_effects.html.

International Neurosomatics Association, The (INA):
Stress & Trauma–Immediate Effects.

URL: http://neurosomatics.com/stress_immediate_effects.html. Ion.com: *Centella asiatica*.
URL: www.ion.com.au/~iridology/Centella.html.

Jackson, Deb and Karen Shelton: *Ginkgo Biloba*.
URL: http://altnature.com/gallery/Ginkgo_Biloba.htm.

Klein, Robin: *Capsules to Tinctures*.
URL: http://www.americanherbalistsguild.com/articles/ capsules ToTtincturesKlein.htm.

Mishra, Lakshmi-Chan et Al.: *Scientific Basis for the Therapeutic Use of Withania somnifera*.
URL: http://www.ncbi.nlm.nih.gov/entrez/query.fcgi?cmd= Retrieve&db=PubMed&list_uids=10956379&dopt=Abstract.

Mizuno, Takashi: *Bioactive substances and medicinal effects of the REISHI, and polyporacea fungi*.
URL: http://www.toi-reishi.com/Substances%20and%20Effects%20of% 20REISHI/Substances%20and%20Effects%20of%20REISHI.htm.

Sahelian, Ray: *Ashwagandha*.
URL: http://www.raysahelian.com/ashwagandha.html.

Sinclair, Steven: *Chinese Herbs. A Clinical Review of Astragalus, Ligusticum, and Schizandrae*.
URL: http://www.thorne.com/altmedrev/fulltext/china3–5.html.

Taylor, Leslie: *Cat's Claw–Uncaria tomentosa*
URL: http://www.geocities.com/nutriflip/Naturopathy/CatsClaw.html

Teeguarden, Ron: *Quality Chinese Herbs*.
URL: http://www.qualitychineseherbs.com/herbal_ingredients/.

Tilgner, Sharol: *Fo ti. Ho-Shou-Wu. Polygonum multiflorum*.
URL: www.herbaltransitions.com/materiamedica/Polygonum.htm.

University of Maryland Medical System (UMMS): *Alternative /
Complementary Medicine. Herbs by Name.*
URL: http://www.umm.edu/altmed/ConsLookups/Herbs.html.

University of Maryland Medical System (UMMS): *What is Stress?*
URL: http://www.umm.edu/patiented/articles/what_stress_000031_1.htm.

University of Maryland Medical System (UMMS): *What are the
biological effects of acute stress?*
URL: http://www.umm.edu/patiented/articles/what_biological_
effects_of_acute_stress_000031_2.htm.

University of Maryland Medical System (UMMS): *What are the health
consequences of stress?*
URL: http://www.umm.edu/patiented/articles/what_health_
consequences_of_stress_000031_3.htm.

Walker, Christy, Et Al.: *Dong Quai.*
URL: http://www.geocities.com/chadrx/dong.html.

LLEWELLYN ESPAÑOL

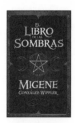 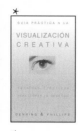 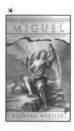 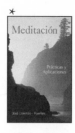 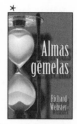

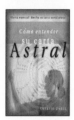 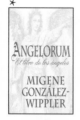 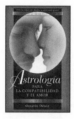 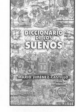 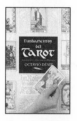

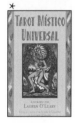 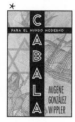 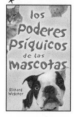 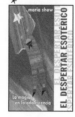 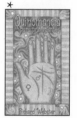

lecturas para la mente y el espíritu...

* Disponibles en Inglés

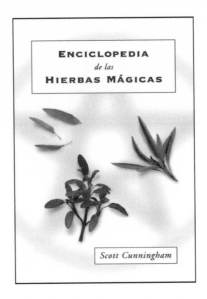

Scott Cunningham

ENCICLOPEDIA
DE LAS HIERBAS MÁGICAS

Aprenda cuáles son los usos mágicos de más de
500 plantas y cómo utilizarlos para la belleza, la
salud, los poderes psíquicos, llevar a cabo sus
deseos, el amor y la prosperidad.

6" x 9" • 336 págs.

1-56718-883-4

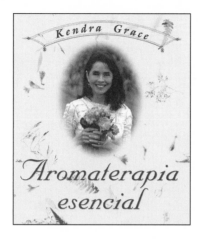

Kendra Grace

AROMATERAPIA ESENCIAL

¿Problemas para conciliar el sueño?, dos gotas
de aceite de lavanda sobre la almohada bastan
para atraer dulces sueños otra vez.
¿Desea eliminar el estrés?, inhale esencia de
nerolí en un pañuelo durante el día.
Este libro puede ayudarlo a eliminar
malestares similares por medio
de la aromaterapia

5¹⁄₁₆" x 6" • 264 págs.

1-56718-289-5

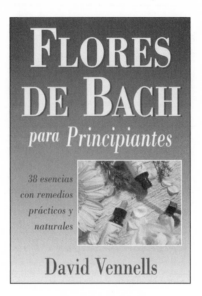

David Vennells

FLORES DE BACH

38 esencias con remedios prácticos y naturales.

Esta es una completa guía sobre éste seguro sistema de curación. No es necesario ningún conocimiento previo de medicina para poner en práctica las 38 esencias creadas por el dr. Edward Bach |disponibles en muchas tiendas naturalistas.

5³⁄₁₆" x 8" • 312 págs.

0-7387-0062-2

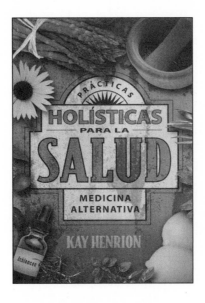

Kay Hanrion
PRÁCTICAS HOLÍSTICAS
PARA LA SALUD

Escrita por una enfermera certificada, ésta obra
encontrará respuestas a sus preguntas sobre las
aplicaciones de la meditación y visualización,
las dietas, vitaminas, hierbas, homeopatía y ma-
sajes terapéuticos, el proceso de envejecimiento,
el SIDA y otros tipos de curación natural.

5³⁄₁₆" x 8" • 216 págs.

1-56718-287-9

CORRESPONDECIA CON EL AUTOR

Para contactar o escribirle al autor, o para mayor información sobre este libro, envíe su correspondencia a Llewellyn Español para serle remitida al mismo. La casa editorial y el autor agradecen su interés y sus comentarios sobre la lectura de este libro y sus beneficios obtenidos. Llewellyn Español no garantiza que todas las cartas enviadas serán contestadas, pero le asegura que serán remitidas al autor:

Por favor escribir a:

Octavio Déniz
% Llewellyn Español; Dpto. 0-7387-0669-8
2143 Wooddale Drive
Woodbury, MN 55125-2989 U.S.A.

Incluya un sobre estampillado con su dirección y $US 1.00 para cubrir costos de correo. Fuera de los Estados Unidos incluya el cupón de correo internacional.

¿QUÉ LE GUSTARÍA LEER?

Llewellyn Español desea saber qué clase de lecturas está buscando y le es difícil encontrar. ¿Qué le gustaría leer? ¿Qué temas de la Nueva Era deberían tratarse? Si tiene ideas, comentarios o sugerencias, puede escribir a la siguiente dirección:

Ximena@llewellyn.com

Llewellyn Español
Attn: Ximena, Adquisiciones
2143 Wooddale Drive
Woodbury, MN 55125-2989 U.S.A.
1-800-THE MOON
(1-800-843-6666)

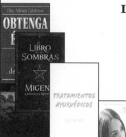
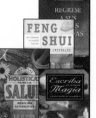